打开经方这扇门

张庆军　张智杰　著

中国科学技术出版社

·北京·

U0189233

图书在版编目（CIP）数据

打开经方这扇门 / 张庆军，张智杰著 . — 北京：中国科学技术出版社，2024.1
（2025.1 重印）

ISBN 978-7-5236-0223-2

Ⅰ . ①打… Ⅱ . ①张… ②张… Ⅲ . ①经方—研究 Ⅳ . ① R289.2

中国国家版本馆 CIP 数据核字 (2023) 第 075383 号

策划编辑	韩　翔　于　雷
责任编辑	于　雷
文字编辑	靳　羽
装帧设计	佳木水轩
责任印制	李晓霖

出　　版	中国科学技术出版社
发　　行	中国科学技术出版社有限公司
地　　址	北京市海淀区中关村南大街 16 号
邮　　编	100081
发行电话	010-62173865
传　　真	010-62179148
网　　址	http://www.cspbooks.com.cn

开　　本	710mm×1000mm　1/16
字　　数	156 千字
印　　张	10.5
版　　次	2024 年 1 月第 1 版
印　　次	2025 年 1 月第 4 次印刷
印　　刷	北京博海升彩色印刷有限公司
书　　号	ISBN 978-7-5236-0223-2/R・3078
定　　价	45.00 元

内容提要

　　经方是中华民族的临床经验结晶，亦是中医入门的捷径。学经方就像学棋读棋谱、学书临颜柳、作诗先吟唐诗一样，是规范，是基础。学中医而不学经方者，必难成大医。"有是证用是方"，一对一，这就是经方的规矩。

　　本书可作为经方入门及提高之参考，分为"经方入门""病脉证治医案详解""医案医论"三部分。经方入门部分，从脉诊、腹诊、问诊带读者走入经方思维的世界；病脉证治医案详解部分，从理论到实践，帮读者从真实案例中掌握中医诊疗的根本与变化；医案医论部分，针对临床中常见、疑难的病症，以及作者总结的宝贵经验进行系统性讲解。

　　接地气地讲解经方，是初学者所需要的。作者用通俗但不失雅致、专业但不至深奥的语言，帮助中医大夫逐步提高临床功力。本书方法实用，医案贴近临床实际，适合广大中医药临床工作者、中医药爱好者阅读参考。

前　言

　　我自学中医 20 多年，用中医治病 20 多年，一路走来，总结了不少的经验和教训，下面我把自己对中医的感悟写出来，与大家共勉。

中医是可以治好病的

　　我第一次治疗类风湿就失败了，患者还是我的一位熟人，女，43 岁，类风湿关节炎疼痛，诊断为痰饮病，用小青龙汤治疗无效。我考虑可能是细辛量小，但加大细辛用量后亦无效。后来考虑是阳虚寒凝证，处以阳和汤，仍然无效。

　　难道类风湿真的是不死的癌症吗？经过不懈的研究，最后我发现类风湿属于厥阴病，应该用桂枝剂而不是麻黄剂，最佳方案是柴胡桂枝干姜汤合当归芍药散，临床实践后取得了十分明显的疗效，有效率非常高，大部分患者服用两三个月后症状就会消失。

　　我还治疗了很多抑郁症患者，多表现为心烦胆小，诊断为三阳合病，处方予柴胡加龙骨牡蛎汤加减，不少患者服用 2 个月后病情明显好转，甚至痊愈。

　　这两种疑难病的显著疗效充分说明了中医是可以治好病的，无论是功能性的还是器质性的都可以治好。

学习中医的关键是诊断

　　有些疾病看起来很难，比如一位癫痫病女患者，一哭则发病，根据患者悲伤欲哭的特点，诊断为脏躁，处以甘麦大枣汤。甘草 10 克，淮小麦 300 克，大枣 10 个，煮水喝，2 个月后癫痫消失。疑难疾病，居然用普通药物治愈了，这就体现出诊断的重要性。

还有一位强直性脊柱炎患者，诊断为痉病之后，处以大承气汤加减，疼痛迅速减轻。如果不是诊断为痉病，无论如何也想不到用大承气汤。

中医方剂成千上万，如何能选中正确的呢？关键是诊断，因此中医学习的重点就是诊断。

中医的首要不是创新而是继承

我临床治疗冠心病最喜欢用补阳还五汤，因为冠心病患者常在劳累后加重，齿痕舌，脉无力，证属气虚血瘀。黄芪 120 克，赤芍、红花、地龙等各 3 克。补气为主，活血为辅。

实践证明，补阳还五汤治疗气虚血瘀型冠心病疗效显著。因此，我们要老老实实地学习继承王清任的经验，而不是画蛇添足地创新。

中医的成功之路是学习

一个人若想提高自身水平，就要不断学习。我最喜欢看书，每年都会买很多书，古代的、现代的都看，不少观点给了我很大的启发，我也从别人的经验里学到了很多东西。我经常把一些好文章发到微博上，分享给广大中医爱好者，以便共同学习，一起进步。

中医的出路是专科

尽管我从事的是全科，但全科真的是太难了。在学习中医基础知识之后，我经常建议我的学生搞专科，如妇科、疼痛科、皮肤科等，这样中医的疗效才能更高、更快、更好。不可否认，历史上的大家多是全才、通才，但对于更多普通中医人来说，还是搞专科更符合实际。全科不如专科，专科不如专病科。举例如下。

比如，对于湿疹，全科医生治愈的概率不如皮肤科中医高，湿疹专科中医的概率则更高。这就像一个人学厨师，要学习三四十样面食，如刀削面、拉面、烩面、热干面、重庆小面等。但真正开饭店时，不需要全做，只要做一两种即可，全部都做是做不好的。中医也是这样，开始时要全面学习，之后进入专科，精益求精。转为专科之后，用一生去研究，更容易做出成就。

在本书稿件整理过程中，蔡先锦、张智杰、张凡、李蔚、石丽霞付出了辛苦劳动，在此一并表示感谢。

张庆军

目　录

经方入门

病脉证治医案详解

医案医论

经方入门

一、脉诊入门

每次培训的第一节课都是脉诊入门，之所以反复地讲，是因为它非常重要。脉，很多书上都分为二十八种脉，而我们只学两种，脉有力和脉无力，把最重要的、最基本的学会并掌握即可。

（一）脉定虚实

第一，脉有力为实证，实则泻之。

如果你在临床上看到一位五更泻患者，脉诊发现其脉有力，治疗该患者时，不能用补法。无论是补脾，或是补肾，用参苓白术散也好，四神丸也好，都是错误的，只会让患者病情加重，那该怎么办呢？

脉有力，是实证，需要泻。只有用泻法，才能治好患者的泄泻。不能因为该患者是五更泻，就想当然地认为是虚证，这是错误的。

临床中很多阳痿早泄的患者，把脉时发现脉都是有力的。脉有力，则不能补肾，一定要用泻法，这才是治病。而不是一听患者的症状是五更泻，就用四神丸，那不叫治病，只会耽误患者病情。胃下垂的患者，临床上也会见到脉有力的情况。

可以说，越是疑难、长期治不好的疾病，往往是你想不到的情况。如产后风患者脉有力，此时还要用十全大补丸，那就错了，这样永远也治不好。有的患者，几年、十几年治不好病，就是因为最基本的辨证出现了问题，这是方向性错误。

脉有力，是实证，需要泻之，就这么简单。但是到临床上，我们要准确地把每位患者都搞清楚，还是需要通过训练的。

第二，脉无力为虚证，虚则补之。

若一位大便干的患者，表现为脉无力，此时就需要补。如果是气虚，需要用补中益气汤。通过补的方法，快速解决大便干的症状，这就是脉诊的重要性。

第三，一只手脉有力，另一只手脉无力，是虚实夹杂证。处理方法有两种：第一种，先治虚证，再治实证；第二种，虚实同治。

如果临床上见到一位患者，搞不清楚脉有力还是无力，该怎么办呢？此时可以先按虚证治疗，治疗无效再按实证治疗，病情不易出现变化，对患者预后也没有大的影响。

举个例子，患者均表现为头顶疼痛，一位脉有力，口苦，大便干，诊断为少阳阳明合病，用大柴胡汤。另一位脉无力，口苦，诊断为厥阴病，用吴茱萸汤。还有一位口苦，一只手脉有力，另一只手脉无力，厥阴病，用柴胡桂枝干姜汤。常规情况下，需合用当归芍药散。

疾病多为三种情况，①两只手的脉都是有力的；②两只手的脉都是无力的；③一只手脉有力，另一只手脉无力。再强调一下，对同一只手来说，寸关尺三部要有力都有力，要无力都无力。

区别脉有力、脉无力非常重要，学会了该项，中医脉诊就算入门了。无论是针灸、推拿、艾灸，还是拔罐，都需要用到"虚则补之，实则泻之"理论。整个中医理论，必须先学会脉有力和脉无力。无论是用针灸还是艾灸，患者来就诊先判断脉虚实。患者是脉洪大有力的实证，你还执着地用艾灸，方向搞反了迟早会出问题，因此判断虚实是中医的基本入门课。现在很多名家的医书医案我们看不懂，多是因为没有写清楚患者到底是脉有力还是脉无力，医案中只写了脉弦，到底是脉弦有力还是脉弦无力，这是两个不同的病，只写脉弦，我们怎么判断？

（二）沉取为标准

沉取有力为实证，沉取无力为虚证。

脉诊第一步，定寸关尺的脉位。下指时，先以中指按在手腕突出位置的内侧，也就是桡骨茎突处（中医叫作"关"），称为中指定关。然后用食指按在关前定寸，与中指自然并排在一起。最后无名指按在关后定尺，只要做到三指自然并排放置，相互贴合即可。

根据患者高矮胖瘦决定三指之间的距离。如果患者是小孩子，把脉的时候就需要三指并拢合紧或者"一指（拇指）定关法"，而不细分三部。如果患者是普通的成年人，三指自然贴合放置即可。如果患者身材比较高大，把脉时应均匀布指，三指微微分开。

脉诊第二步，区别脉有力和脉无力。

寸关尺整体沉取用力按压至骨，到骨头以后轻轻抬起来一点点，此时去感受患者的脉是有力还是无力，不用区分寸关尺，以整体沉取为要点。大家一定要记住，是三根手指的整体感觉，不是一根手指。

把脉时先按至骨头，然后轻轻抬起来一点点，在中医里叫沉取。对于同一只手来说，脉有力或无力是能够明确区别出来的，要有力都有力，要无力都无力。但对于双手脉而言，临床会出现三种情况：双手脉都有力，是实证；双手脉都无力，是虚证；一只手脉有力，另一只手脉无力，是虚实夹杂证。

那么什么叫脉有力？比如杀鱼的时候，鱼是刚从盆里捞出来，你用三根手指头按住这个鱼，鱼跳动的劲儿叫有力；等鱼快死的时候你再按，鱼跳动的劲儿则叫无力。此时脉的宽窄浮沉等都不要看，只感受脉的力量。

（三）治疗原则

实则泻之，虚则补之。

患者生病了，需要我们去诊断，就像道路出了问题，需要我们去修。如果一条路发生了山体滑坡，碎石与泥浆拥堵在道路上，相对于正常道路而言，这条道路上的东西更多，为实证，治疗时大原则就是泻，需要我们把道路中多余的东西清理掉。如果一条路中间段发生了塌方，就是虚证，需要补，这是绝对不能搞错的。你想一想，一条本就发生了塌方的路段，你还要用挖掘机一直挖，情况只会更加严重。如果这条路一段有塌方，另一段又有山体滑坡，该怎么处理？该补的补，该清的清。

（四）脉和六经诊断

在经方中，脉有力的是三阳病，脉无力的是三阴病，这是大方向。

脉有力，是阳证，是三阳病。太阳病，脉浮有力。少阳病，口苦，脉有力。阳明病，大便干，脉有力。

太阳病是怕冷，脉有力。阳明病是怕热，脉有力。少阳病比较特殊，患者一会儿怕冷，一会儿怕热，是一种情况；有的患者既怕冷，又怕热；还有的患者既不怕冷，也不怕热。少阳病是一个非常特殊的疾病。

脉无力，是阴证，是三阴病。太阴病，吃凉东西难受，脉无力。厥阴病，手足凉，脉无力。少阴病，四肢凉，脉无力。

厥阴病的特点是手足凉，脉无力。手腕、足踝以下的部位凉称手足凉，经方中称"厥"。手足凉需要强调一下，一种情况是患者自觉手足凉；另一种情况是患者自己没感觉，但是医生在把脉的时候，摸到患者的手冰凉，也叫手足凉。

少阴病是精神差，四肢凉，脉无力。研究经方，这些症状都是非常重要的知识点。如果你不问，很多患者不会主动跟你讲，他只会拼命地讲胆囊息肉有几个、有多大等。

脉诊最重要的作用，就是辨虚实、分阴阳。医圣也是先用脉诊定三阴和三阳。如果我们在临床上看到患者的脉有力，那么三阴病的所有处方都可以排除，不用考虑了。

我们通过病案看看怎样应用病脉证治的方法来解决实际问题。

病案一　患者脉有力，口苦，不怕冷，也不怕热，是什么病？用什么方？

答案是少阳病，用小柴胡汤。

临床中，只要提炼出来患者具有这些特点，就可以用小柴胡汤，不用管患者是咳嗽还是腹泻，或是胆囊息肉、胆结石、盆腔炎。任何疾病，任何症状，只要诊断是少阳病，就用小柴胡汤治疗，多有疗效。

病案二 类风湿患者，脉有力，口苦，怕冷，爱出汗，是什么病？用什么方？

答案是太阳少阳合病，用柴胡桂枝汤。

该患者按病脉证治，诊断为太阳少阳合病，用柴胡桂枝汤。类风湿疾病用柴胡桂枝汤很常见，但很少有人用，为什么很少有人用呢？医生总想用马钱子、全蝎、蜈蚣。根据临床经验总结，用病脉证治的方法治疗类风湿，效果远远高于一些验方。

病案三 患者高血脂，糖尿病，口苦，大便干，脉有力，是什么病？用什么方？

答案是少阳阳明合病，用大柴胡汤。

该患者是糖尿病，如果患有尿酸高，或者有高血压，又或者有其他疾病或症状，只要按病脉证治的方法判断为少阳阳明合病，也可以用大柴胡汤。

大柴胡汤常规合用桂枝茯苓丸以祛瘀血，是胡希恕老师的经验。当我们辨为大柴胡汤证的时候，常规合上桂枝茯苓丸，疗效便会增加。我们都知道胡希恕老师治疗哮喘最喜欢用大柴胡汤合桂枝茯苓丸，多因为患者口苦，大便干，脉有力。但胡希恕老师的书中不是这样讲解的，这就是大家学不会的地方。他没有点出患者口苦、大便干这些特点，只是表示用大柴胡汤合桂枝茯苓丸治疗哮喘效果好。不知道病脉证治，很多病案看不懂，也学不会。

病案四 患者脉有力，口苦，大便干，爱出汗，怕风，睡眠不好，是什么病？用什么方？

答案是太阳少阳阳明合病，即三阳合病，用柴胡加龙骨牡蛎汤。

病案五 患者产后风，四肢凉，凉得受不了，脉有力，口苦，是什么病？用什么方？

答案是少阳病，用四逆散。

经方四逆散中"逆"，指的就是四肢凉。四逆汤用于四肢凉，脉无力；四逆散用于四肢凉，脉有力。这是有严格区分的，一定要注意。如果患者怕冷，用火神派的方法越治越严重，最后往往是脉有力的实证。

治病的第一步要用脉诊，定虚实。

1. 太阳病，脉有力，怕冷。

2. 阳明病，脉有力，怕热。

3. 少阳病，脉有力，寒热往来；或脉有力，既怕冷，又怕热；或脉有力，既不怕冷，也不怕热。

4. 太阴病分虚寒证和虚热证。虚寒证脉无力，吃了凉的难受，治疗需用干姜剂，就是一定要从含有干姜的方剂中选，如理中汤。虚热证脉无力，吃了凉的难受，但是特别喜欢吃凉的，治疗处方有芍药甘草汤、桂枝加芍药汤、小建中汤、黄芪建中汤。

患者，女，系统性红斑狼疮，其症状特点非常明显，脉无力，吃了凉的难受，却喜欢吃凉的。心慌，手心热，口渴，诊断为太阴病虚热证，用什么方呢？

心慌，口渴，是小建中汤证，故治疗用小建中汤。如果患者舌有齿痕，加一味黄芪补气，可治疗气虚。气虚最典型的表现是齿痕舌，气短。该患者诊断为小建中汤证，没有齿痕舌，但是气短，能不能加黄芪？肯定能，而且必须加。有人说，黄芪证患者是胖乎乎的，是白胖白胖的，而现在是一位消瘦的患者气短，能不能用黄芪？能，肯定能。不要被迷惑了，瘦人并不是没有气虚证，只能说胖人气虚更常见。

5. 厥阴病可分为虚寒证、寒热错杂证、虚热证。

虚寒证脉无力，手足冰凉，用当归四逆汤，若遇久寒者，当归四逆汤加吴茱萸生姜汤。当归四逆汤可治疗雷诺病、冻疮，现在冻疮很少见，雷诺病会见到手足冰凉，脉无力。

患者冠心病，脉无力，手足凉，用什么方？还是当归四逆汤，这就是病脉证治。大家不要看到冠心病，就开始乱猜。胃病，还是当归四逆汤；口疮，还是当归四逆汤。这是要从病名中解脱出来，从患者复杂多样的症状中解脱出来。学会了这个方法，可以治疗一百种病，一千种病，无论是小病、普通病，还是疑难病、重病，都可以治。

寒热错杂证上热下寒，消渴，用乌梅丸。

虚热证手足冰凉，唾脓血，用麻黄升麻汤。很多医生不使用麻黄升麻汤，或者说从来不用。该方对于厥阴病，手脚凉，唾脓血，有比较好的疗效，如扁桃体炎，脉无力，手足凉，就是麻黄升麻汤；扁桃体癌，也是用麻黄升麻汤；喉癌，也是这样。因此，我们学习经方，学习病脉证治，不要被病名吓到。

6. 少阴病分为虚寒证和虚热证。虚寒证脉无力，四肢凉，应该在附子剂里面选处方。虚热证脉无力，四肢凉，心烦，用黄连阿胶汤。

临床上会不会出现既是少阴虚寒证又是少阴虚热证呢？肯定有。很多人都会有一个疑问，为什么既有虚热证又有虚寒证呢？这是完全可能的。如果在同一个房间里，有的人坐在靠近冷风空调的位置，感觉冷；在他前面再放一个火炉，坐在火炉旁边，又感觉热。临床上的疾病千奇百怪，正因为你想不到，不敢想，所以才治不好。有虚寒证，用四逆汤；有虚热证，用黄连阿胶汤；既有虚寒证，又有虚热证，四逆汤合黄连阿胶汤，该合时合起来用就行了。

患者胃病，经常戴着肚兜，这就是经方使用中常见的怕冷症状。临床上也常见，患者得了胃病，用肚兜盖住胃部，怕冷，怕风，说明有表证。脉有力的话就是太阳病，要从桂枝剂中选一个。如果你选的处方里没有桂枝，这个患者治疗效果多数较差。若用蒲公英一直杀幽门螺杆菌，只会导致患者病情恶化，这就是诊断的重要性。

中医主要是学诊断，至于处方，很好调整，但若诊断不正确，往往临床治疗效果不佳或无效。靠蒙，靠猜，是治不好病的。我钻研中医至今已有二十多年，你们走过的错路，我大部分早就走过，临床之初也是靠蒙、靠猜、靠运气，最后发现不行，治疗有效率太低了，后来一步一步地走到了病脉证治这条路上。

少阳病的典型特征有两个，一是口苦，二是胸胁满痛。患者来了，要问口苦不苦，有的患者会说口苦得很。如果你不问，有些患者不会主动跟你说，只想依据检查结果或 CT 等进行辨证。大家要注意，有一个特殊情况，就是百合病也会出现口苦。

阳明病在经方里面最典型的处方是栀子剂。但怎么用栀子剂？患者出现什么样的症状才能用栀子剂呢？心中懊恼。若心中懊恼的患者一定要在栀子剂里面选处方。栀子剂一共有 10 个处方，去掉 1 个重复的，还有 9 个处方。心中懊恼就是胃部难受。你问患者痛不痛？烧心吗？患者说不痛，不烧心。患者说不清难受的感觉，并且突然出现，如患者夜里躺到床上翻过来倒过去，倒过去翻过来，就是睡不着。大家要记住这个特征。

患者说睡不着后，你需要问患者失眠的特征，不能只听患者说的服用药物及一定剂量后，无效或未缓解。翻来覆去睡不着，可以用栀子。我在临床上还发现，当看到患者舌尖上有红点的时候，可以考虑用栀子剂，从 9 个处方里面选。

张老师提问：患者脉有力，饭量大，用什么剂？

学员回答：石膏剂。

张老师讲解：好，大家记住就行了。饭量大，脉有力的，用石膏剂；饭量大，脉无力的，用黄芪剂。除此之外，还要记住一个瘀血剂，抵当汤。

临床中有的患者饭量超级大，但是不大便，即使排大便，量也很少，那吃进去的东西到哪里去了呢？这时就用抵当汤。吃得多也是病，像糖尿病、甲状腺功能亢进患者都吃得多，还有一些偏瘫患者、白虎汤类型的患者。这些患者往往有相同的描述，你一听就知道了，就是吃饱了觉得还不够，要吃到十二分饱，吃到撑才舒服。

我们诊断太阴病的依据是吃了凉东西难受。

少阴病是精神系统有问题，精神差；失眠，睡眠障碍，睡得多或睡得少，都称睡眠障碍。我以前接诊过一个患者，他平时开三轮车拉货，当时找我治疗时说，他不管冬天还是夏天，要不停地吃冰棍，出门时必须要带很多冰棍。我说带冰棍干啥？他说他开着车就能睡着，开三四十分钟，就得吃冰棍，不吃冰棍就睡着了。这是多眠症，又脉无力，我开了麻黄附子细辛汤，患者吃了就好了。还有一位中年女性，只要吃完饭，碗往桌子上一放，马上就得去睡觉，倒床上就睡着了，又脉无力，也是用麻黄附子细辛汤，服后就好了。

少阴病有睡眠障碍，脉微细，但欲寐。光想睡觉，有的是能睡着，像上述两位患者马上就睡着了。有的是但欲寐，睡不着，很想睡就是睡不着，失眠。

太阴病，脉无力，消化系统有问题。

张老师提问：患者，脉无力，大便干，是什么病？

学员回答：太阴病。

胃胀不胀，可诊断痞证，痞证一共9个处方。

胃部是否有压痛，可以诊断小陷胸汤证、小结胸病，不包括大陷胸汤证。小陷胸汤证疼痛正在心下，胃部一按就痛，用瓜蒌、半夏、黄连。

黄疸指的伤寒三黄，即茵陈蒿汤、栀子柏皮汤、麻黄连翘赤小豆汤，特别是麻黄连翘赤小豆汤可以帮助我们解决很多的问题。黄疸，除了我们肉眼可见的黄染，还有胆红素升高。中医学黄疸范围远远大于西医，若患者面色发黄，即使肝脏没有问题，肝功能正常，也属于中医学黄疸病，特别是那些一眼就能看出来面色发黄的，还有贫血的患者。面色发黄，也属于中医学黄疸。

学员提问：老师，小腹胀不胀能反映什么？

张老师回答：瘀血，指的是伤寒里面的瘀血，对应的是桃核承气汤、抵当汤、抵当丸。

学员提问：老师，精神是指患者的精神状况，是指精气神是否充足？还是指"其人如狂"的那种精神呢？主要是指精气神吗？

张老师回答：主要指的是精神差。少阴病就是精神差，没精神。

学员提问：老师，有时候问患者是否有口苦，他说口不苦，但是口干。

张老师回答：口干不算口苦，患者有很多千奇百怪的症状，我们的问诊单里不会全部体现出来。因为有些症状不重要，就是说有些是无效症状。很多患者的症状是无效的，特别是一些女性，从头到脚都难受，你要让她讲，讲1小时都讲不完，但很多都是无效症状，我们要看关键症状，只要确定是哪个病就行了。

学员提问：颈部难受不难受怎么解释？

张老师回答：若颈部难受，患者会说的，你也可以问一下，如颈硬、颈部痛、颈紧。颈部难受是葛根剂，可以从葛根汤、桂枝加葛根汤、葛根芩连汤这些方子里面选。

学员提问：小陷胸汤和大柴胡汤怎么鉴别？

张老师回答：小陷胸汤，心下按之痛；大柴胡汤，心下按之满痛也，此为实，当下之。前者是按之痛，后者是按之满痛，不一样，多一个字。小陷胸汤证，按的时候只有痛，不胀。大柴胡汤证，按的时候不仅痛，还有胀。这些都是条文中直接体现出来的。再往下看，如果按之满痛硬，则是大陷胸汤证。

经方到底是怎么治病的？很多人都说，我要知其然，还要知其所以然，我的看法是别搞那么复杂，只要能治病就行了，不用太纠结原理。可架不住问的人越来越多，刨根问底。那我就给大家讲一下经方思维，还是用病案分析讲解。

患者，女，不论冬夏，两手心不停地汗出，汗往下滴。我看了一下，手心热气腾腾的都是汗。经方怎么思考这件事呢？我给大家讲一下思路。

患者手心汗这么多，是不是喝水过多导致的，就是考虑进的问题。通过询问，她喝水也不多，口也不渴，也就是说与水的摄入没有关系。再看，她是不是小便少，水排不出去呢？通过询问，小便正常。再询问，患者除了手心汗出，其他部位都不汗出，夏天也几乎不汗出，这说明身体其他部位应该汗出的，毛孔没有打开，导致不汗出，而手心毛孔打开了，于是汗出增多。现在治疗就很简单了，用发汗的方桂枝汤即可。患者服3剂桂枝汤后，手汗就好了。

这就是经方的治病思维，跟西医想的就是两码事。将来你开的处方越多，越能体会其中的原因。人的所有功能都是平衡的，这个地方出得多，说明有一个地方出得少，找到出得少的地方，把它解决了，病就好了。例如，过敏性紫癜，血都出到皮肤表面了，说明血要出去，但是路不通，我们需要给它找路排出去，用桃核承气汤排出瘀血，病就好了。

二、腹诊入门

1. 心下压痛，小陷胸汤。

小结胸病，正在心下，按之则痛，脉浮滑者，小陷胸汤主之。（《伤寒论》第137条）

按之心下满痛者，此为实也，当下之，宜大柴胡汤。（《金匮要略·腹满寒疝宿食病脉证治第十》）

2. 心下满痛，宜大柴胡汤。

3. 胸胁苦满，柴胡剂。

4. 脐上压痛，膈下逐瘀汤；脐左压痛，桂枝茯苓丸；脐右压痛，当归芍药散；脐中压痛，当归芍药散；脐下压痛，下瘀血汤。

5. 左少腹压痛，桃核承气汤。

太阳病不解，热结膀胱，其人如狂，血自下，下者愈。其外不解者，尚未可攻，当先解其外。外解已，但少腹急结者，乃可攻之，宜桃核承气汤。（《伤寒论》第106条）

6. 右少腹压痛，脉有力，大黄牡丹汤；右少腹压痛，脉无力，薏苡附子败酱散。

肠痈之为病，其身甲错，腹皮急，按之濡，如肿状，腹无积聚，身无热，脉数。此为腹内有痈脓，薏苡附子败酱散主之。（《金匮要略·疮痈肠痈浸淫病脉证并治第十八》）

肠痈者，少腹肿痞，按之即痛如淋，小便自调，时时发热，自汗出，复恶寒。其脉沉紧者，脓未成，可下之，当有血。脉洪数者，脓已成，不可下也。大黄牡丹汤主之。（《金匮要略·疮痈肠痈浸淫病脉证并治第十八》）

7. 耻骨上压痛，脉有力，抵当汤；耻骨上压痛，脉无力，大黄䗪虫丸。

大家了解脉诊后，下面开始讲腹诊。腹诊最重要的是用来诊断瘀血剂。

对于伤寒病来说，小腹胀就是有瘀血，又叫少腹满。桃核承气汤、抵当汤、抵当丸，这些是《伤寒论》治疗瘀血的处方。

对于《金匮要略》来说，第一个特征就是口干，不欲饮，但欲漱水而不欲咽，通过临床验证，正确选择瘀血处方非常重要（图1-1）。

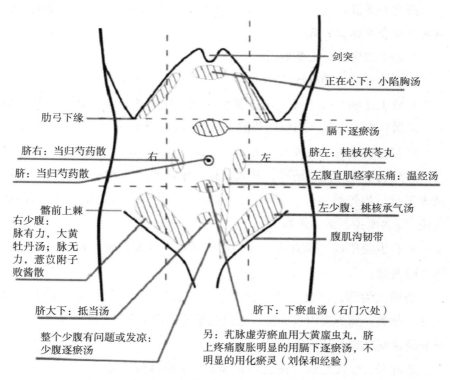

图1-1　张庆军病脉证治腹诊示意

腹诊定瘀血。患者咳嗽时间长的，有瘀血；哮喘时间长的，有瘀血；荨麻疹、黄褐斑、牛皮癣，有瘀血。如果不能正确选择活血化瘀的处方，这些疾病是很难治愈的。我强调一下，血液病患者，特别是血小板减少的，不能做腹诊，避免在按压时，造成患者内脏大出血。肝癌患者也不做腹诊，以防肝脏破裂。

瘀血是中医学的概念。脑梗死的患者不一定有瘀血，即使西医诊断为脑梗死，或诊断为动脉栓塞、静脉栓塞，如果腹诊没有压痛，就不要用瘀血剂，用了就错了，应该按照中医学的标准来进行治疗。

学习病脉证治时，大家一定要抛弃西医的固有观念，按照病脉证治的程序辨证处方，疗效就非常好。有一位学员，胃病十几年了，胃部难受，不想吃饭，身体消瘦，精神不振，脉无力，手脚凉，口苦，爱汗出，怕风怕冷，吃了凉东西难受，这是什么病？这是典型的厥阴病，用柴胡桂枝干姜汤合当归芍药散。患者晚上吃了一剂，第二天早上就见效，后坚持服用，直到痊愈。按照病脉证治的观点、方案，像这类的疑难病，选对处方后3天内就该见效了，如果没有见效，就是诊断错误。

但是绝对不能忘记瘀血，无论患者是什么病，特别是女性患者，80%以上都有瘀血，需要进行腹诊。

肚脐左侧有压痛，可以用桂枝茯苓丸。桂枝茯苓丸是治什么病的？大家看一下《金匮要略·妇人妊娠病脉证并治第二十》就知道了，该方治的是出血，漏下不止，以活血化瘀法治疗出血是正治，是常规治疗，不是稀奇古怪的疗法，医圣年代就是这样治疗的。

张老师提问：肚脐右侧有压痛可以用当归芍药散，该方中哪一味药的比例是最高的？

学员回答：芍药。

张老师总结：回答正确。妇人腹中诸疾痛，当归芍药散主之，就是女性腹部不管啥病，都可以用当归芍药散。赵明锐老先生在《经方发挥》中也有记载，用桂枝茯苓丸合当归芍药散治疗多种妇科疾病。临床中很常见。

张老师提问：右少腹压痛脉有力，用大黄牡丹汤。在大家的印象中大黄牡丹汤是治疗什么病的？

学员回答：阑尾炎。

张老师总结：回答正确。如果你在临床上只将大黄牡丹汤用于治疗阑尾炎，不管急性也好，慢性也好，应用的机会会很少，可能一辈子也用不了几次，甚至一辈子都不用，但是通过腹诊定瘀血的方法，会经常用到这个方子。《皇汉医学》中大黄牡丹汤是治疗闭经最常用的处方，说明闭经的患者很多都有右下腹压痛。

下瘀血汤的煎药方法特殊，它不是用水煎药，而是用酒。大家看书要仔细，最起码每个字都要读一遍。如有的要用苦酒，苦酒就是米醋。肾气丸要用黄酒来送服。患者用黄酒可以去超市买，买质量好的，别买三五块钱一瓶的。另外，用黄酒之前应该先问一下患者，以前是否喝过酒，防止患者对酒精过敏，只要他以前喝过酒，稍用点黄酒不要紧。

张老师提问：抵当汤证患者精神状态怎么样？

学员回答：其人发狂。

张老师总结：桃核承气汤叫其人如狂，抵当汤则直接发狂了，这是有区别的。如狂就是脾气暴躁。以前我接诊过一个患者，女性，50多岁。她说："张大夫，我脾气可不好了，在单位跟领导、同事嚷，在家跟老公和孩子嚷，他们都不理我；乘公交车都能跟售票员、乘客嚷起来。自己控制不住脾气，走到哪儿嚷到哪儿。"这就是"如狂"，她不是真正的精神病，但也接近了，可以用桃核承气汤。患者服用以后，脾气就变好了，服用一两个月后，就像换了一个人，现在跟周围人的关系也缓和了。

患者的人际关系破裂，脾气暴躁是一种病态，但是患者不知道，以为自己是正常人，其实已经如狂了。到抵当汤，就直接狂了，一些精神病患者，已经不认识人了，见谁骂谁，见谁打谁，便是狂。

学员提问：老师，腹诊按压时用多大力呢？有的患者说按了以后不舒服。

张老师讲解：我也经常碰到这个问题，按了以后要问患者，是你本身的痛还是我按得痛，患者自己有感觉，他会明确告诉你的。这都是临床细节问题，很重要。这个问题很实际，你按下去之后可以问一下，是我按得痛，还是你本身就痛？患者是清楚的。另外，做腹诊的时候提前把指甲剪一剪，不要伤到患者。

腹诊源于《伤寒论》，经方中很多典型证候要根据腹诊明确诊断。腹诊的发扬光大是在日本，据统计日本关于腹诊内容的著作有100多部，但有很多内容相互矛盾。我前后看了几十部腹诊相关的著作，将书中内容总结整理后，摘选其中对临床最具指导意义的内容给大家详细讲解，以期抛砖引玉，共同提高。

腹诊在临床中不可或缺，是因为很多证候不经腹诊无法识别。一半以上的女性患者腹诊有问题，基本是瘀血导致的压痛。另外，皮肤病患者、精神病患者，很多时候也必须通过腹诊发现隐藏在背后的真相。忽略腹诊是目前中医临床一线的通病，应当引起重视。

肚脐部压痛用当归芍药散；肚脐左侧压痛用桂枝茯苓丸；肚脐右侧压痛用当归芍药散；肚脐下边的压痛用下瘀血汤；耻骨上压痛，脉有力的用抵当汤，脉无力的用大黄䗪虫丸。

现在临床发现好多人都爱上火，吃点辣椒，吃个羊肉串就上火了。此类人群可以用下瘀血汤，服用以后就不容易上火了。

左少腹压痛用桃核承气汤。桃核承气汤证患者，无论女性还是男性，有一个共同点：暴脾气，急脾气，翻脸不认人，其人如狂。服药后脾气好了，从原来的泼妇或怒哥变成一只小绵羊，然后家庭关系和谐。"其人如狂"，如狂的含义是患者发火的那一刻实际上是清醒的。他发火的对象，大多是对同事、邻居、公交车司机，但他不会去找警察，说明脑子还是清醒的。要到真狂的地步，那天王老子也不行，就要骂你、打你，那就叫"狂"，已经不由自主了，失控了。真狂的患者可以用抵当汤。这类患者一般有常人无法理解的癖好，如虐待狂等，首先考虑用抵当汤。右少腹的压痛，脉有力用大黄牡丹汤，脉无力用薏苡附子败酱散。

温经汤的腹诊压痛在肚脐一侧，如左侧腹直肌痉挛压痛。心下指的就是胃，胃部压痛用小陷胸汤。如果胃部既有压痛又胀，用大柴胡汤。"按之心下满痛者，此为实也，当下之，宜大柴胡汤"，大柴胡汤用后，"腹满不减，减不足言，当下之，宜大承气汤"。临床中大承气汤证有很多，但大家几乎不用或者不敢用，总觉得吓人。其实你用的量小了，它也不吓人。另外，还与所用的大黄有关系，必须要用川大黄。其他地方种植的大黄，服用后仅腹痛却不上厕所，或者上厕所一直痛得不得了，用川大黄就没有这个弊端。胸胁苦满是指沿胸骨的下缘按压后的自觉症状，一般是左侧和右侧按压墨菲征压痛点，再往上稍微一顶，然后观察患者的表情。患者龇牙咧嘴的是胸胁苦满，患者笑呵呵的就是没有。

胸骨柄下面就是胃，经方称心下，按这个位置就是按心下；脐左、脐右就是肚脐左右侧大概两指的位置。按压时不要太用力，否则按哪儿都痛。另外，提前把指甲剪一剪，别扎到人家。需要注意，有些人是不能做腹诊的。之前跟诊的学员就看到了肝癌腹水，患者腹部特别大，做腹诊容易压迫肝脏；血小板减少患者也不能做腹诊，很可能出现内脏出血；还有卵巢癌的患者不能做腹诊。这些都是腹诊时需要注意的细节。

学会腹诊后，很多你以前治不了的病就会治了，很多不会用的方也会用了。如大黄牡丹汤，在临床很难用到。一般急性阑尾炎发作，人家直接叫救护车就走了，导致大黄牡丹汤很难派上用场。现在你就知道了，只要右少腹有压痛且脉有力就可以用大黄牡丹汤。问诊时无证可辨的，患者自诉都挺好，结果一做腹诊按哪儿都痛，咱们就可以针对性用药了。

三、伤寒病病脉证治问诊单讲解

张庆军伤寒病病脉证治问诊单

主诉，就是想解决什么问题。

头痛不痛？脖子难受不难受？怕不怕冷？怕不怕风？爱不爱出汗？以上问的都是太阳病。

1. 头痛不痛？

患者耳朵痛，脉有力，怕冷、怕风，是太阳病，耳朵痛就是头痛，医圣张仲景写头痛的时候是把头部都包括在内，眼痛也是头痛。如青光眼的眼痛，脉无力的时候多为吴茱萸汤证。干呕，吐涎沫，头痛者，吴茱萸汤主之（《伤寒论》第 394 条）。这里的头痛就包括了青光眼的眼痛。

医圣在写《伤寒论》的时候遵循了大包括小，整体包括局部的原则。他写头的时候，已经把整个头部包括在内，只要是脖子以上的疼痛都是头痛，鼻子痛、牙痛都可以说是头痛。当然确诊太阳病不仅依据头痛这一个表现，还要看患者是否脉浮有力，是否怕冷怕风，但头痛起一个重要的提示作用，见到头痛的患者，就要往太阳病上想。

2. 脖子难受不难受？

如果患者脖子难受，需要考虑葛根剂，问脖子就是为了判断患者是不是葛根剂。葛根外用也可以治疗颈椎病，即葛根用水煮半小时，然后用煮好的水浸湿毛巾，再拧得不干不湿，外部热敷即可。

经方外用结合内服，效果更快，特别是一些局部病变。如患者只有颈椎病，或患者仅脚跟痛。脚跟痛用芍药甘草汤泡脚，效果迅速，有时候比内服还快，而且没有不良反应，可以放心大胆得用，想用多大量就用多大量。

3. 怕不怕冷？

这里的怕冷是脉有力的怕冷。如气管炎患者，每到冬天就会发作，也叫怕冷，是患者自身的感觉；还有就是医者的观察，患者遇冷之后病情复发或加重，也叫怕冷。

整本《伤寒论》讲的就是怕冷，大家在看的时候可能没有注意到，好多条文前面专门写了两个字——伤寒。如"伤寒，脉结代，心动悸，炙甘草汤主之。"炙甘草汤可不是所有的心律失常都能治好，它有严格的使用标准，前面两个重要的字"伤寒"大家常视而不见。心律失常患者中，怕冷的或遇天冷加重的、因天冷复发的，才可以用炙甘草汤。这不是方子不灵，是你学习的时候有漏洞。

4. 怕不怕风？

别看"怕风"简单的两个字，还真得解释一下。最重要的一点，进风感就叫怕风。有的胃病患者常年戴着肚兜，自觉有风往胃里面钻；有的人常年戴着帽子，自觉有风往脑子里面钻；有的人常年戴着护膝，自觉有风往膝盖里面钻……这就是进风感，都叫怕风。

5. 爱不爱出汗？

汗包括很多种，除了我们平时所说的汗，还有一些汗你不知道。如流清水鼻涕也叫出汗，这是鼻子在出汗；患者不停地流眼泪，是眼睛在出汗；患者身上有溃疡，不停地流清水，这是溃疡面皮肤在出汗；女性白带清稀，也是出汗。因此，当看到一些老年人，鼻子不痒，但是鼻涕啪嗒啪嗒往下流，就可以判断他爱出汗。

那什么叫不汗出，什么叫无汗呢？

皮肤干燥叫无汗，鼻子干也叫无汗。皮肤病病灶部位干燥，也是无汗。干燥综合征实际上就是无汗状态，眼睛干、鼻子干、口腔干，西医说的唾液无法分泌，那就是无汗，要考虑太阳病，西医无特效疗法，但病脉证治有特效疗法，按照太阳病来治，一出汗就不干燥了。

以上这是太阳病的问诊，首先脉有力，其次怕冷，其他的就是一些细节问题，是为了更准确地选处方。

口苦不苦？胸胁满痛吗？问的是少阳病。

1. 口苦不苦？

患者一直吐胆汁，肯定会口苦。问患者是否有口苦，他想了半天说偶尔有点苦，这不是口苦。记住，当我们问患者口苦不苦的时候，如果口苦，他一定会马上回答口苦，口苦得不得了，而不是想了半天才回答出来。

"少阳之为病，口苦，咽干，目眩也。"口苦在少阳病的诊断中有非常重要的价值。脉有力的口苦是少阳病，脉无力的口苦是厥阴病，这一点在诊断女性疾病中非常重要，必须得懂这一条。女性患者口苦，脉无力，应该归为厥阴病。

2. 胸胁满痛吗？

我们问患者是否有胸胁满痛时，他可能听不懂，需要按着患者胸胁部位问他，这里痛吗？这里胀吗？这样问才行，都是一些细节性问题。

大便干不干？口渴不渴？饭量大不大？怕热吗？心中懊恼吗？嗓子痛不痛？问的是阳明病。阳明病最根本的特点是怕热，脉有力。

1. 大便干不干？

"阳明之为病，胃家实是也。"大便干，脉有力，是阳明病。大便干不干，是最简单的阳明病判断标准，再进一步需问大便是否通畅。患者大便不干，但是好几天才排一次，说明大便排出的量是不够的，如果脉有力，就是阳明病。临床上有些患者，吃得很多，虽然每天大便一次，但是大便的量很少，在脉有力的情况下，也是阳明病。

2. 口渴不渴？

问完口渴不渴，还要接着问想不想喝水，如果想喝水，继续问是想喝热水还是凉水，这是细化症状。口渴，喝了水不解渴，越喝越渴叫消渴；口渴，喝了水"但不欲咽"，喝了漱漱嘴就吐，这是瘀血证。

3. 饭量大不大？

患者吃得多，饿得快，脉有力是石膏剂，脉无力是黄芪剂。很多医生会忽略"饭量好"，患者更会忽略，要是不问，患者绝对不会说。

4. 怕热吗？

有些患者会直接告诉你怕热，有些患者进入到热的环境中病情会加重，这也是怕热，与怕冷是相对的。

5. 心中懊恼吗？

心中懊恼就是心里不舒服，难受。心中懊恼的患者，胃难受，说不出来得难受，就像精神病发作一样，临床上很少见到，但确实有，这是栀子豉汤证。

6.嗓子痛不痛？

如果患者嗓子痛需要加石膏，大家知道嗓子痛要用桔梗甘草汤，其实嗓子痛在脉有力的情况下首选生石膏。小柴胡汤加生石膏需要看患者的症状，嗓子痛必须加，不痛就不能加。

至此三阳病我们就讲完了。

大便稀不稀？大便黏不黏？平时吃了凉东西难受不难受？问的是太阴病。

患者脉无力，吃了凉东西难受，就是太阴病。

太阴病提纲：太阴之为病，腹满而吐，食不下，自利益甚，时腹自痛。若下之，必胸下结硬。该提纲证只适用于一部分的太阴病患者，更多的太阴病可以按我的方法诊断。太阴病的诊断要点就是吃了凉东西难受，脉无力。

手足凉不凉？问的是厥阴病。

厥阴病，脉无力，手足凉。厥阴病提纲：厥阴之为病，消渴，气上撞心，心中疼热，饥而不欲食，食则吐蛔。下之，利不止。如果按照厥阴病的提纲来诊断，难度很大，很多人学了多年也不会，我从大量的临床实践医案中提炼总结出了厥阴病的规律，诊断要点是手足凉。

厥阴病处方有：①上热下寒，乌梅丸。②手足冰凉，脉细欲绝，当归四逆汤；病的时间较长，当归四逆加吴茱萸生姜汤。③柴胡桂枝干姜汤合当归芍药散，特点是手足凉，脉无力，有表证，口苦。

准确诊断厥阴病的关键是正确解读手足凉：单纯的手凉，脉无力，是厥阴病；单纯的足凉，脉无力，是厥阴病；手凉足也凉，脉无力，也是厥阴病；手热，足凉，脉无力，还是厥阴病。这些情况临床总会遇到，温经汤证是手掌烦热，嘴唇干燥，足凉，脉无力。温经汤方中含有当归，是厥阴病的处方。

患者，女，脉无力，脚凉，口渴，心烦，诊断为厥阴病，用乌梅丸治疗。先辨病，后通过病脉证治的方法辨为厥阴病，再根据厥阴病的几个类型，一个个去鉴别，处方就出来了。

厥阴病的乌梅丸证是有口渴心烦的。前几天看到一个患者，脉无力，足凉，直接诊断为厥阴病，又根据患者有上热症状（口渴一类的），一步步分析，最后辨为乌梅丸。患者有肠道息肉，因为担心癌变，选择了手术治疗，已经做了两次手术，手术间隔的时间会越来越短，到最后无法进行手术。

患者服用一段时间乌梅丸以后，因为息肉消失，再也不用去做手术了。这并不是说乌梅丸能治疗所有的肠道息肉。肠道息肉的患者可以表现为任意一个处方的方证，只是该患者通过伤寒病病脉证治的程序诊断为乌梅丸证。

病：厥阴病。

脉：脉无力。

证：口渴，心烦，足凉。

治：乌梅丸。

乌梅丸中乌梅用量一定要大，要用300枚，用10克、20克绝对不可能把息肉化掉，老老实实用300枚，按照我的经验可以直接用80克乌梅。另外，方中还加了米醋，用醋泡了一夜，可以让患者煮药的时候加点醋，增加疗效。

厥阴病方，第一是乌梅丸，第二是当归四逆汤和当归四逆加吴茱萸生姜汤，第三是柴胡桂枝干姜汤合当归芍药散。这些都是临床常用的处方，其他的如温经汤也比较常用，麻黄升麻汤用得少一点，用得少就先不讲，先把常见的、重要的学会。

方剂中药物的量是次要问题，正确的诊断是取效的关键。准确诊断出处方，处方诊断对了，疗效就有把握了，至于哪一味药多了一点，少了一点，关系不太大。因此，我们临床一定要把最大的精力放在诊断和鉴别诊断上面，这是取得疗效的关键。

精神怎么样？四肢凉不凉？问的是少阴病。

患者脉无力，四肢凉，精神差，是少阴病。少阴病的代表药物是附子，代表处方是四逆汤。

六经病的诊断要点需要牢记在心，同时必须学会脉有力和脉无力。学会了这些方法之后，再看《汉方诊疗三十年》《经方实验录》中医案的时候，按照病脉证治的方法加上脉有力或脉无力来看，很多医案的疑惑便迎刃而解。要不然很多医案根本看不懂，或者看了以后，感觉自己学会了，但到临床用的时候就不会了。

很多人学中医，刚开始觉得自己还可以，越学越糊涂，就是因为没有标准。患者脉无力，下肢凉，是少阴病。医圣把部位分得很清楚，手足是手和足，下肢是下肢，上肢是上肢，我们必须分清楚，因为病灶部位决定了我们选择处方的方向。

患者脉无力，手足凉，下肢也凉，是少阴病。注意这个情况，脉无力，上肢、下肢凉，手足也凉，按少阴病处理。

此外，还应该问脉有力还是无力？小便如何？胃胀不胀？小肚子胀不胀？舌苔如何？胃部有压痛吗？有黄疸吗？

四、以咳嗽为例讲解如何病脉证治

（一）寒热入门

1. 太阳病：怕冷。

2. 少阳病：既怕热，又怕冷。

3. 阳明病：怕热。

4. 太阴病：太阴虚寒证，吃了凉东西难受，如理中汤证。太阴虚热证，吃了凉东西难受，但又喜欢吃凉东西，如芍药甘草汤证。

5. 厥阴病：厥阴病虚寒证，手足冰凉，如当归四逆汤证。厥阴病寒热错杂证，上热下寒，消渴，如乌梅丸证。厥阴病虚热证，手足冰凉，唾脓血，如麻黄升麻汤证。

6. 少阴病：少阴病虚寒证，四肢冰凉，如四逆汤证。少阴病虚热证，精神差，心烦，如黄连阿胶汤证。

（二）伤寒病病脉证治

张庆军伤寒病病脉证治问诊单

主诉：想解决什么问题？

1.（太阳病）头痛不痛？脖子难受不难受？怕不怕冷？怕不怕风？爱不爱出汗？

2.（少阳病）口苦不苦？胸胁满痛吗？

3.（阳明病）大便干不干？口渴不渴？饭量大不大？怕热吗？心中懊恼吗？嗓子痛不痛？

4.（太阴病）大便稀不稀？大便黏不黏？平时吃了凉东西难受不难受？

5.（厥阴病）手足凉不凉？

6.（少阴病）精神怎么样？四肢凉不凉？

7. 脉有力还是无力？

8. 小便如何？胃胀不胀？

9. 小腹胀不胀？

10. 舌苔情况。

11. 胃部有压痛吗？

12. 有黄疸吗？

（三）金匮病病脉证治

1. 口吃属于痉病。

2. 阴雨天加重是湿病。

3. 小便时头痛是百合病。

4. 梦游是狐惑病。

5. 白血病是阴阳毒。

6. 高热后惊厥是中风病，用风引汤。

7. 关节不能屈伸是历节病。

8. 麻木是血痹病。

9. 夜尿多是虚劳病。

10. 吐黄痰是肺痈病。

11. 咳嗽时不能平躺是咳嗽上气病。

12. 羊痫风是奔豚病。

13. 乳腺增生是胸痹病。

14. 强直性脊柱炎是胸痹病。

15. 肝腹水是腹满病。

16. 腰冰凉是肾着汤。

17. 肚子咕噜咕噜响（肠鸣）是痰饮病。

18. 水肿是水气病。

19. 脸黄是黄疸病。

20. 黄带是疮痈病。

21. 产后抑郁是产后病。

22. 咽炎是妇人杂病。

（四）咳嗽病病脉证治

我第一年当乡村医生的时候，碰见咳嗽的患者就很发愁。那时水平不高，前几个月用的都是西药或中成药，如甘草片、止咳糖浆等，用了很多，效果欠佳，相信很多同行也有这种体会。后来我发现有两种药对咳嗽有效，一种是氯丙嗪，现在很少用了，因为它属于精神类药物；另一种是红霉素。其他药如青霉素、氨苄西林、头孢菌素类，对咳嗽的治疗效果都很差。因此，可以说咳嗽是中医的优势病种。

第一，从痰的角度来看咳嗽。

1. 黄痰

黄痰就是脓痰、血痰或血丝痰，痰里面带血丝。黄痰、脓痰、血痰、血丝痰属于肺痈病，包括老年性肺炎、支气管扩张、肺癌、肺脓肿等。强调一下，中年男性或女性，痰里面带血丝的时候要高度怀疑肺癌，一定要建议患者去检查。并且不是每天痰中都带血丝，偶尔吐痰的时候痰里面带血丝的情况，中老年人一定要考虑到肺癌的可能性，这涉及西医学诊断。

患者吐黄痰、脓痰、血痰、血丝痰，是肺痈病。当我们看到患者吐这类痰的时候，可以诊断为肺痈病。我治疗肺痈病有一个肺痈大合方，就是把《金匮要略》治疗肺痈病的处方直接合到一起。说起来也没什么技术含量，就是直接合到一起了。需注意，没有用巴豆霜。

老年性肺炎也属于肺痈病范畴。老年性肺炎患者一般不发热，体温不高，临床表现也不严重，但死亡率很高。老年性肺炎应该按肺痈来治疗的，用肺痈大合方。当然，肺痈大合方要求脉有力，老年性肺炎的很多患者脉都是无力的，这个时候需要用肺痈大合方加上补药。

病案 1 患者，男，52 岁，10 年前得了支气管炎，缠绵不愈，每年冬天发作，后来发展为肺气肿合并支气管扩张。半个月前受凉感冒引起发作，咳嗽喘明显加重，呼吸困难，痰中带血。患者吃药输液后病情开始控制不住，大口咯血，全身无力，不想吃饭，呼吸困难，卧床不起，面色苍白，舌质淡，脉滑无力。支气管扩张典型的临床表现就是大量吐脓痰，大量咯血，与肺痈病几乎可以直接画等号。

该患者感冒后病情恶化，咳嗽喘非常明显，且呼吸困难，吃药、输液都控制不住，到最后卧床不起。主要因为大量咯血之后，患者就不行了，躺到床上不动了。如果该患者脉有力，可以直接用肺痈大合方，但是他脉无力，可以先用独参汤，即单味人参煎汤服用。我给这个患者开方时也加了人参，因为他丢失的那些血在短时间内是生不出来的，需赶紧加人参补气，大家记住这个临床技巧就行了。

诊断：肺痈病。

处方：肺痈大合方加人参。

疗效：患者服用 1 剂药，咯血止住了。不然患者一吐最起码一碗血，有些支气管扩张的患者就是因为咯血止不住，出血量过大而去世的。几剂药之后，咯血全部停止，痰里的血丝也没有了。

患者治好了之后，也不能天天吃中药，得巩固疗效，不能让他再复发，我用了金匮肾气丸善后。

病案 2 患者，男，76 岁，老年性肺炎。这位患者是有次家里人看他精神状态不对，也不和人说话，在床上躺着也不理人，送到医院检查后诊断为老年性肺炎。患者咳嗽，吐黄痰，呼吸困难，体温不高，不想吃饭，精神差，身体疲倦，怕冷，四肢凉，无法走路。住院 12 天，病情日渐严重，脉滑无力。天天输凉液体，对他来说是致命的危险。有的老年性肺炎患者不咳嗽，体温也不高，化验白细胞也正常。很多老年性肺炎患者都是这个特点，特别是年龄大的，但越是这样越危险。

诊断思路：吐黄痰、脓痰，是肺痈病，用肺痈病大合方。怕冷，四肢凉，精神差，脉无力，是少阴病，合用四逆汤。

处方：肺痈大合方合四逆汤。

疗效：5 剂后症状消失，出院。

该患者既有伤寒病，又有金匮病，我们用金匮病辨出来是肺痈，用肺痈大合方；用伤寒病辨出来是少阴病，用四逆汤。治疗的时候合起来就可以了。经方不是加法，就是减法，没有乘法，也没有除法，所以说还是很简单的。

同时有一位患者，男，65 岁，痰里面带血丝 3 个月，首先考虑什么病？答案是肺癌，中医考虑肺痈病。临床碰到这样的患者，要反复提高警惕，早点告诉他，他会感谢你的。

也有肩周炎的患者来找我，我让他先去拍胸片，患者还不高兴，认为自己是来治疗肩周炎的，为什么要拍胸片？因为我认为他凶多吉少。有的人一拍片就确诊肺癌了，我天天治癌症，一眼就看出来了。还有一些吞咽困难的患者，很可能是食管癌，赶紧让他去做胃镜，做之前你不能告诉他怀疑是食管癌。

病案 3 梁某，女，61 岁，咳嗽痰中带血 3 个月，去医院检查确诊为肺癌。家里人知道她平时胆小，骗她说是支气管炎，没敢去肿瘤医院，也不敢去放化疗，怕患者知道病情。这种情况下，患者手术是不可能的，放化疗也不敢去，所以只能吃中药了。

患者咳嗽吐痰，痰中带血丝，咳嗽剧烈时胸背疼痛，脉有力。

分析：吐血丝，是肺痈病，用肺痈大合方。胸背疼痛，脉有力，是胸痹病，用瓜蒌薤白半夏汤。

处方：肺痈大合方合瓜蒌薤白半夏汤。

病脉证治就是这样的，有两种疾病就合起来，有三种疾病，照样合起来，不合起来，效果就不好。

疗效：10剂后，痰中血丝消失，咳嗽减轻。30剂后，咳嗽消失，改用抗癌中药治疗。

肺痈大合方包括葶苈大枣泻肺汤、桔梗汤、《千金》苇茎汤、桔梗白散，去掉巴豆霜。参考剂量：葶苈子30克，桔梗6克，川贝3克，芦根30克，浙贝母12克，生甘草6克，大枣9个，冬瓜子30克，薏苡仁30克，桃仁9克。该方是把《金匮要略》治疗肺痈病的处方合起来了，可以解决很多患者因为痰导致的咳嗽、喘的问题，痰的问题解决了，咳喘的问题就解决了。

肺癌患者的胸痛和背痛，临床上很常见。有些患者的疼痛很顽固，用化疗等方法都控制不住，但是用瓜蒌薤白半夏汤效果不错，患者吃了药以后就不痛了，关键是量要大。一般一个小瓜蒌的重量是50～60克，中等的是80～90克，大的是120克之上。要是想稳妥一点，用60克，胆大的逐渐往上加，加到100克以上绝对没有问题。患者得癌症，用的量小了肯定治不好。

患者没有咳嗽的症状，也没有痰，就是胸背痛，最后查出来是侵入性肺炎Ⅲ期，病邪侵入到肩胛骨的位置，引起了剧烈的胸背痛。患者没有肺部症状，诊断为胸痹病，用瓜蒌薤白半夏汤，大剂量吃药，两三天就不痛了。若有肺部症状合上肺痈大合方，没有肺部症状就不用肺痈大合方，这是"有是证用是方"，没有这个证，不用这个方。"咳即胸中隐隐痛"，是肺痈病，这也是常见现象，有的患者一咳嗽，胸里面就有点痛，肺痈病。

总结：①黄痰、脓痰，是肺痈病；②血痰、血丝痰，是肺痈病；

③咳则胸中隐隐痛，是肺痈病；④咳嗽伴有胸背剧烈疼痛，是胸痹病。

再重复一次少阳病的诊断标准。

(1) 脉有力，口苦，可以诊断为少阳病，或者说柴胡剂。

(2) 脉有力，胸胁满痛。患者不口苦，但是胸胁满痛，脉有力，也诊断为少阳病。不是说少阳病必须口苦，大家记住，患者胸胁满痛，没有口苦，脉有力，照样是少阳病。胸胁满就是觉得胸胁部位胀。大家想一下，胆囊炎患者胸胁部痛不痛？肯定痛，胆囊炎急性发作或胆结石急性发作，没有口苦，也是少阳病。

(3) 脉有力，排除了太阳病，又排除了阳明病，就是少阳病。这叫排除法，只有少阳病和厥阴病有排除诊断法。

(4) 时间诊断法，六经病都有时间诊断法。患者没有口苦，没有胸胁满痛，但是症状发作具有时间规律，如每天上午三点到九点，固定在这个时间段发病，就可以根据时间诊断法诊断为少阳病。

脉有力，每天上午三点到九点会发病，如癫痫，是少阳病。

脉无力，每天上午三点到九点会发作癫痫，是厥阴病。

大家记住，六经病是一对一对的。少阳和厥阴是一对，太阳和少阴是一对，阳明和太阴是一对。

口苦，脉无力，是厥阴病；大便干，脉有力，是阳明病；大便干，脉无力，是太阴病。

2. 清稀泡沫痰

清稀泡沫痰就是痰中有泡沫，一吐就吐出来了，不黏，可分为两大类型。

(1) 清稀泡沫痰，有表证的，用小青龙汤加减，最常加的一味药是石膏，该加石膏的必须要加。

(2) 清稀泡沫痰，没有表证的，苓甘五味加姜辛半夏杏仁汤。

这两个类型是临床上最常见的，一百例中最起码有五六十例，基层门诊中约占80%。这两个方的区别点是：嗓子痒，考虑小青龙汤；嗓子不痒，考虑苓甘五味加姜辛半夏杏仁汤。

病案 4 患者，女，9 岁。感冒后发热、头痛，直接输液，3 天后，不发热了，头不痛了，开始咳嗽。嗓子痒，吐清稀泡沫痰，舌质淡，苔水滑，脉有力。

处方：小青龙汤加茯苓。麻黄 5 克，桂枝 5 克，细辛 3 克，干姜 5 克，五味子 5 克，半夏 5 克，白芍 5 克，炙甘草 5 克，茯苓 5 克。

疗效：3 剂，痊愈。

为什么处方加茯苓？因为患儿舌苔水滑。

茯苓应用指征：①舌苔水滑，叫水分证，加茯苓；②小便不利，加茯苓。

小青龙汤加生石膏：①口渴；②烦躁；③嗓子痛。临床出现这三个症状其中一个，需加生石膏。

有的人早上起来吐一两口黄痰，然后一整天都是清稀痰，这种情况该怎么处理？也是小青龙汤加石膏。患者已经有痰了，要用小青龙汤加少量的石膏。小青龙汤治疗的是泡沫痰，清稀痰，但是有时候患者会出现黏痰，怎么办？加石膏。嗓子痒，用小青龙汤加减；嗓子不痒，用苓甘五味合姜辛半夏杏仁汤加减，成功率非常高。

病案 5 患者，男，27 岁。感冒后咳嗽半个月，嗓子痛，泡沫痰，痰多，脉有力。

处方：小青龙汤加生石膏。

疗效：3 剂，痊愈。

如果不加生石膏，嗓子的疼痛会加重。

大家看书的时候，会看到有人认为小青龙汤拔肾根，服用时间长了就会出事，这是正确吗？肯定不正确，我当医生这么多年了，用了这么多次的小青龙汤，从来没出过事儿。

病案 6 患者，女，59 岁。经常咳喘，慢性支气管炎多年，吐泡沫痰，嗓子不痒，脉无力。这是痰饮咳嗽，无表证。

处方：苓甘五味加姜辛半夏杏仁汤。茯苓 8 克，甘草 3 克，五味子 3 克，干姜 3 克，细辛 3 克，杏仁 3 克，半夏 3 克。

疗效：5 剂后咳喘停止，继用附子理中丸善后。善后的药一般用丸剂，有附子理中丸、金匮肾气丸、归脾丸、补中益气丸等，让患者长期吃一段时间。

大家可以看到，我在治咳嗽的时候，用药量都比较小，为什么治咳嗽的时候量要这么小呢？上焦如雾，治之需轻。每位医生都有自己的治病习惯，量大也好，量小也好，不大不小也好，能把病治好就行了。病治不好的时候，就要反思，问题出在哪儿，是诊断错误还是用药剂量的问题，或是用药质量的问题，要寻找原因，不能在一棵树上吊死，不见效还一直用，相信量变到质变，是绝对错误的。

以前有位女患者来治疗黄褐斑，她说她的同事吃了 3 年药把黄褐斑治好了，她真的没有信心吃 3 年的药。我说，3 年把黄褐斑治好了，不一定吃药治好的，可能是自己好的。好多黄褐斑的患者过了几年，自己就会好，确实有这样的例子。

病案 7　患者，男，38 岁，慢性支气管炎。平时经常咳嗽，吐白痰，痰易吐，嗓子不痒、不痛，口不渴，大便干。这是痰饮咳嗽。

处方：苓甘五味加姜辛半夏杏仁大黄汤。茯苓 8 克，甘草 3 克，五味子 3 克，干姜 3 克，细辛 3 克，半夏 3 克，杏仁 3 克，大黄 3 克。

疗效：5 剂，痊愈。

伤寒表不解，心下有水气，干呕发热而咳，或渴，或利，或噎，或小便不利，少腹满，或喘者，小青龙汤主之。（《伤寒论》第 40 条）

水去呕止，其人形肿者，加杏仁主之。其证应内麻黄，以其人遂痹，故不内之。若逆而内之者，必厥。所以然者，以其人血虚。麻黄发其阳故也。苓甘五味加姜辛半夏杏仁汤主之。若面热如醉，此为胃热上冲熏其面，加大黄以利之。（《金匮要略·痰饮咳嗽病脉证治第十二篇》）

分析：这是一位慢性支气管炎的患者，嗓子不痒，没有表证，用苓甘五味加姜辛半夏杏仁汤。患者大便干，故加大黄。在临床上都会碰到的，除了咳嗽之外，还有大便干。小青龙汤证的患者，如果大便干，能不能加大黄？答案是可以。这就是加法，伴有大便干，就加上大黄。

3. 黏痰

解决黏痰，首选皂荚丸。脉浮，皂荚丸合厚朴麻黄汤。脉沉，皂荚丸合泽漆汤。另外，分解黏痰的药物可以考虑旋覆花、白矾、远志等单味药。

黏痰分两种情况：①黏痰非常多，一直吐不完，皂荚丸的两套方法就是解决这种情况的。②少量黏痰，小青龙汤加石膏、远志。

病案 8 王某，男，62 岁。由慢性支气管炎发展为肺气肿、肺心病。一周前受凉后咳喘加重，呼吸困难，不停地吐白黏痰，扯都扯不断，桶状胸，不能平躺，下肢水肿，脉沉滑无力。患者黏痰超多，脉沉，选择皂荚丸合泽漆汤。

处方：皂荚丸合泽漆汤。泽漆 30 克，紫菀 15 克，白前 15 克，生姜15 克，半夏 15 克，党参 9 克，桂枝 9 克，黄芩 9 克，炙甘草 9 克，皂荚5 克。

疗效：服药第 2 天痰液变稀，吐出大量稀痰，呼吸困难减轻。继续用药 10 天，症状消失，改方进行巩固治疗。

患者咳嗽喘不能平躺，是《金匮要略》里面的什么病？答案是咳而上气病。咳而上气病，黏痰多，脉沉，用皂荚丸合泽漆汤。关于泽漆用量，我讲一下自己的临床验证结果。

上海有位教授，很可惜，我忘了他的名字了，是治疗咳喘、肺气肿、肺心病的专家。当时我买了他的一本书，其最主要的成果就是对泽漆的研究。他建议泽漆用 80 克，当时我也想用 80 克，后来考虑药量大，恐部分患者无法耐受，没有用。我一般喜欢从小量往上加，加到 40 克时，患者开始难受，出现不良反应，换了另一个患者也是这样，后来我的泽漆用量一般固定在 30 克。我目前认为泽漆 30 克与其他药一起煮，安全，效果也不错。脉沉者，加皂荚，与其他药同煮，准确地说没有皂荚丸的效果好。对于黏痰多的患者，只要痰不黏了，患者就会舒服很多。

病案9 赵某，男，50岁。肺癌化疗两次后，不慎受凉，咳喘发作，黏痰不断，端坐呼吸，用氨茶碱、头孢类药物无效，求救于中医。脉浮。

处方：皂角丸合厚朴麻黄汤。厚朴15克，麻黄12克，生石膏45克，杏仁9克，半夏9克，干姜6克，细辛3克，小麦200克，五味子9克，牙皂5克。

疗效：3剂后黏痰消失，咳喘顿减，又巩固5剂，症状消失。

厚朴麻黄汤里面有一味药是小麦，我写的是200克，但多点少点都不碍事，一般就是抓一两把。这里用的是没有去皮的小麦，不是浮小麦，即没有经过粉碎的带着皮的小麦。

黏痰分以下两种情况：①脉浮，皂荚丸合厚朴麻黄汤；②脉沉，皂荚丸合泽漆汤。

病案10 曲某，女，12岁，剧烈咳嗽，一阵儿一阵儿地，每次咳嗽几十声。最开始没有痰，一直咳到最后，眼泪都咳出来了，咳出一点点黏痰，才能停止。过几小时又反复发作，每次都是必须咳出一点黏痰才算结束，实在太痛苦了，输液吃药都无济于事，脉有力。

处方：小青龙汤加石膏、远志。麻黄6克，桂枝6克，白芍6克，细辛3克，干姜6克，五味子6克，半夏6克，甘草6克，远志3克，生石膏9克。

疗效：1剂即效，5剂痊愈。

第二，从合并症的角度来看咳嗽。

1.咳而上气病

诊断标准：咳嗽时不能平躺，咳而上气病。

大家见没见过哮喘患者发作？有的哮喘患者发作时，坐在那儿，两手撑着床，嗓子里"叽咕叽咕"响。这样的患者是绝对不能躺下的，只有保持那个姿势才是最舒服的。支气管哮喘、过敏性哮喘，属于咳而上气病，嗓子里"叽咕叽咕"响。

病案 11 患者，女，过敏性哮喘多年，每次发作时，呼吸困难，嗓子里像有笛子一样响，无法平躺，必须端坐，脉浮有力。这是咳而上气病。

喉中水鸡声，射干麻黄汤主之。射干 20 克，麻黄 8 克，细辛 3 克，紫菀 6 克，款冬花 6 克，五味子 6 克，半夏 6 克，生姜 8 克，大枣 3 个。

疗效：1 剂见效，5 剂痊愈。继服 20 天巩固，未再复发。

射干麻黄汤治疗支气管哮喘的疗效非常好，可以作为首选方。咳而上气病伴有大量黏痰，脉浮用皂荚丸合厚朴麻黄汤；脉沉用皂荚丸合泽漆汤。

我临床常用射干麻黄汤，尤其是嗓子里面作响的、诊断为哮喘的患者，很多人用了以后，效果超级好。不少患者用了一段时间后，可以达到根治的目的。

病案 12 患者，女，29 岁，已经患病 6 年了，每天都是无缘无故的咳嗽。咳嗽时无痰，必须坐着或站着。另外，咽喉处特别难受，脉细无力，诊断为咳而上气病。

处方：麦门冬汤。麦冬 28 克，半夏 4 克，西洋参 6 克，甘草 6 克，粳米 1 把，大枣 6 个。

疗效：5 天后咳嗽停止。

咳而上气病，干咳无痰，用麦门冬汤。麦门冬汤的人参我用了西洋参，大家记住这一点，若患者属于阴虚咳嗽，用西洋参。

病案 13 患者，男，咳嗽时无法平躺。除此之外，他还一直讲眼睛难受，眼睛憋胀感。

咳而上气病中涉及眼睛难受的只有一个处方，越婢加半夏汤。麻黄 12 克，生石膏 30 克，生姜 9 克，大枣 6 个，甘草 6 克，半夏 6 克。

疗效：3 剂痊愈。

咳而上气病，眼睛难受，或憋胀感，越婢加半夏汤。大家记住，该病特征非常明显，第一个条件，咳而上气病；第二个条件，眼睛难受，或憋胀感。满足这两个条件可以直接用越婢加半夏汤。

金匮病的辨病治疗相对于伤寒病来说更简单一些，更容易直接辨到处方。咳嗽的患者只要用对处方，一般三五天咳嗽就会消失。

病案 14 患者，男，咳嗽时无法平躺。患者自诉十分烦躁，脉浮有力。

处方：小青龙加石膏汤。麻黄 6 克，桂枝 6 克，白芍 6 克，甘草 6 克，细辛 3 克，五味子 6 克，半夏 6 克，干姜 6 克，生石膏 30 克。

疗效：5 剂痊愈。

该患者咳嗽时候无法平躺，诊断为咳而上气病。来了以后不停地说心里烦躁，应该怎么治呢？用小青龙加石膏汤。小青龙汤在治疗咳嗽上有十分重要的价值，小青龙汤、小青龙加石膏汤是非常重要的。咳而上气病的特征是咳嗽，无法平躺。

特殊情况：咳而上气病合并肺痈病的患者，用葶苈大枣泻肺汤。葶苈大枣泻肺汤既可以治疗肺痈，又可以治疗咳嗽上气病。葶苈子几乎没有毒性，三四十克也可以。大家不要认为这个药量大有多大劲儿，放心大胆用就行了，配上大枣，效果更好。

总结：咳而上气病特征是咳嗽时无法平躺。①嗓子痰鸣音，射干麻黄汤。②痰黏，痰多，脉浮，皂荚丸合厚朴麻黄汤。③痰黏，痰多，脉沉，皂荚丸合泽漆汤。④干咳无痰，咽喉难受，麦门冬汤。⑤眼睛难受，越婢加半夏汤。⑥烦躁，小青龙加石膏汤。⑦特殊情况，咳而上气病合并肺痈病，葶苈大枣泻肺汤。

2. 悬饮咳嗽

悬饮的诊断：咳唾引痛，悬饮咳嗽。咳烦的也是悬饮咳嗽。合并胸背疼痛的，为胸痹病，瓜蒌薤白半夏汤为主方。

患者咳嗽、打喷嚏就会引起疼痛，疼痛剧烈。特别是腰椎间盘突出的患者，咳嗽、打喷嚏就痛得受不了。具有这个特征的腰椎间盘突出叫悬饮，用十枣汤治疗。现在大家不敢用十枣汤，大戟、甘遂、芫花也不敢用；控涎丹其实也差不多，也有人不敢用；如果还不敢用，可以选三子养亲汤，炒苏子、炒莱菔子、炒白芥子，再加上葶苈子，也可以用金沸草散来代替。

除了悬饮咳嗽之外，还有胸痹病引起的咳嗽。大家看定义就能知道，合并有胸痛背痛的为胸痹病，瓜蒌薤白半夏汤为主方。前面的病案也有说，咳嗽患者胸痛背痛，再合上瓜蒌薤白半夏汤。

问答荟萃

问：咳烦指的是什么？

答：咳烦就是既咳嗽又心烦。咳嗽加心烦，是悬饮的诊断标准。

问：十枣汤中的大戟、甘遂、芫花用炮制吗？

答：大戟、甘遂、芫花如果入煎剂，不用炮制，而且用量可以大。有的人芫花用到五六克，大戟、甘遂、芫花直接煮。现在大家都不怎么敢用十枣汤，谨慎的做法是直接煮，因为十枣汤的有效成分是不溶于水的，只能溶解出来一部分，相对来说会安全很多。

若是把十枣汤做成散剂，需先用米醋炮制。炮制的具体操作是把大戟、甘遂、芫花在米醋中浸泡 24 小时，然后晒干、晾干，或者炒干，再用粉碎机粉碎。

问：皂荚丸中皂荚里面的子需要去掉吗？

答：我用的都是皂荚，直接煮，一起放进去的。

3. 伤寒病咳嗽

伤寒病咳嗽的治疗又回到伤寒病病脉证治问诊单，该问诊单可以解决一切症状、一切问题。

太阳病咳嗽的处方有麻黄汤、桂枝加厚朴杏子汤和小青龙汤，还有太阳阳明合病咳嗽的处方麻杏石甘汤。

小青龙汤前面已经讲过了，不再讲了。麻黄汤用于无汗的太阳病咳嗽；桂枝加厚朴杏子汤用于有汗的太阳病咳嗽。太阳病咳嗽最常见的类型是小青龙汤，其他的如麻黄汤，建议患者刚发作时使用。出汗特别多，怕风、怕冷的咳嗽患者，则用桂枝加厚朴杏子汤。

病案 15 患者，男，21 岁，冬天吃火锅身上出汗，出门受凉后，全身疼痛，咳嗽，脉浮紧有力，不汗出。

处方：麻黄汤。麻黄 9 克，桂枝 6 克，杏仁 6 克，甘草 6 克。

疗效：1 剂即愈。

这种情况也不少见，吃 1 剂药就好了，其实就是普通感冒。患者不汗出，鼻子肯定不透气，鼻孔是身体最大的毛孔。太阳病不汗出的用麻黄剂，汗出的用桂枝剂。

病案 16 患者，女，36 岁，感冒 20 天了，自觉怕风、怕冷，容易汗出，咳嗽，身上酸痛，脉有力。诊断为太阳病，用桂枝剂。

处方：桂枝加厚朴杏子汤。桂枝 9 克，白芍 9 克，炙甘草 6 克，生姜 9 克，大枣 3 个，厚朴 6 克，杏仁 6 克。

疗效：3 剂愈。

"酸"字大家要重视，患者有酸的感觉时，说明有表证。不管患者身体的哪个部位，鼻子也好，胳膊也好，腿也好，只要有酸的感觉，就有表证，都需要在麻黄剂或桂枝剂里选处方。

少阳病咳嗽，口苦，胸胁满痛。大家思考一下，少阳病咳嗽的小柴胡汤加减法，去人参、生姜、大枣，加五味子和干姜。如果不加减，治疗咳嗽会不会有效？这是实际问题，我们诊断为小柴胡汤证，应该去掉人参、生姜、大枣，加上五味子和干姜，如果给患者推荐了中成药小柴胡颗粒，患者吃了会不会有效？经临床验证也会有效，但加减后效果更好。

病案 17 患者，女，28 岁，起初是感冒发热，服用感冒药后热退，开始咳嗽，自己又用了很多种止咳药，均无效。目前症状是口苦，脉弦有力。这是少阳病咳嗽，特征是口苦，胸胁苦满。

处方：小柴胡汤去人参、生姜、大枣，加五味子、干姜。柴胡 24 克，黄芩 9 克，半夏 9 克，炙甘草 9 克，干姜 9 克，五味子 9 克。

疗效：3 剂愈。

伤寒五六日中风，往来寒热，胸胁苦满，默默不欲饮食，心烦喜呕，或胸中烦而不呕，或渴，或腹中痛，或胁下痞硬，或心下悸，小便不利，或不渴，身有微热，或咳者，小柴胡汤主之。（《伤寒论》第 96 条）

"或咳者"，是小柴胡汤的患者有些会合并咳嗽。该加减法是按照书上用的，我们不去创造，没有疗效或效果不佳的时候再创造，包括上面讲的大咯血病案，加人参，那是必须得加。医圣在治疗咳嗽的时候最常用的加法就是加干姜、细辛、五味子，一共三味药。

小柴胡汤证的咳嗽和少阳病的咳嗽，在临床还是经常见到的，虽然没有小青龙汤常见，但也不少见，遇到咳嗽的患者记得问一下口苦不苦。

病案 18 患者，男，15 岁，每天下午发热，彻夜咳嗽，大便 5 天一次，呈羊屎状，怕热，脉滑数有力。怕热，脉有力，大便干，阳明病。羊屎状是燥屎，用大承气汤。

处方：大承气汤。大黄 12 克，厚朴 15 克，炒枳实 12 克，芒硝 9 克。

疗效：1 剂愈。

我们在临床上看到患者大便羊屎状的时候，如果脉有力，就是燥屎，是大承气汤证，不用怀疑，直接用就行了。若大便呈羊屎状，脉无力，是太阴病，用芍药甘草汤。临床上这两种类型，大家记住就行了。实证见效更快，1 剂药就好了。临床上往往是这样的，凡是实证见效特别快；虚证比较慢；虚实夹杂证因为病情更复杂，更慢。

临床上太阴病咳嗽十分常见，特征是吃了凉东西后咳嗽加重，必须用干姜剂。

病案 19 患者，女，9 岁，吃凉东西后开始咳嗽，已经 18 天了，无外感症状，脉无力。

处方：附子理中丸。

疗效：服后即效，3 天痊愈。

小青龙汤里也有干姜，为什么用附子理中丸？患者是吃了凉东西，咳嗽会加重。病案 18 中的 15 岁男孩为阳明病咳嗽，他吃凉东西后咳嗽会不会加重？答案是不会加重。阳明病患者吃了凉东西不会加重，但是太阴病的患者，吃了凉东西肯定会加重。

医圣在治疗咳嗽的时候，最常加的是细辛、干姜、五味子，说明很多患者是吃了凉东西后咳嗽加重。目前很多咳嗽患者的处方里加干姜，是据此判断的。

患者吃凉东西后，腰痛加重，用不用加干姜？肯定用。无论患者是什么病，吃了凉东西加重，都可以加干姜或在干姜剂中选择处方。

病案 20　患者，女，30 岁，咳嗽 2 个月，手足冰凉，脉无力。诊断为厥阴咳嗽。

处方：当归四逆合吴茱萸生姜汤。

疗效：5 剂愈。

厥阴病咳嗽，手足冰凉，脉无力，再加上咳嗽的症状，用当归四逆合吴茱萸生姜汤。

少阴病咳嗽是附子剂，脉无力，精神差，怕冷，用真武汤加五味子、细辛、干姜。《伤寒论》第 316 条真武汤的加减法，最常见的也是加细辛、干姜、五味子三味。

4. 止嗽散治疗咳嗽

咳嗽病先讲了金匮病咳嗽的病脉证治，又讲了伤寒病咳嗽的病脉证治，下面讲止嗽散。

以前有位西医师想学中医，因其专业方向及临床工作需要，想让我教他一些治疗咳嗽的绝招。我说绝招谈不上，只能说给他选几个高效的处方，拿回去直接用。我推荐的是小青龙汤、苓甘五味合姜辛半夏杏仁汤。另外，还推荐了止嗽散。止嗽散效果确实非常好，但也有不见效的时候，总的来说有效率非常高。他考虑小青龙汤效果好，止嗽散也效果好，直接合起来用，命中率比较高。

问答荟萃

问：患者为四逆汤证，全身怕冷，经常穿得厚厚的。2年来，他辗转多地，求医问药，四逆汤中附子用到80克，但只是服药的这一段时间好一些，停药后仍全身怕冷。体重80多千克，身高178厘米，气温30多度，他却穿着厚厚的外套，怕冷得不行。

答：这种情况很常见。患者怕冷，但是用大辛大热温补的方法效果不好。大家看四逆散出现在少阴病篇，医圣为什么不把它归到少阳篇？目的很简单，临床上会出现误诊误治，因此专门将四逆散写到少阴篇。碰到那些特别怕冷的患者，用附子剂、火神派疗法效果不佳的，则用四逆散。

这类患者会出现脉沉的情况，沉到有时候脉很难摸出来，容易误诊为四逆汤证，实际上是四逆散证。临床中被误诊的患者很多，可以先用四逆散，若疗效不佳或不明显时，用新加升降散。学会该方，要看李士懋老先生的医案，其中既有他误诊误治的医案及思考，也有别人误诊误治的，老先生最后终于搞清楚了治疗机制，即火郁发之。

问：有的患者始终干咳无痰，脉滑我用了所有能想到的治疗干咳无痰的处方，但都无效。怎么办？

答：这种情况临床也常见。患者干咳无痰，按干咳无痰去治，不见效，到底是怎么回事呢？患者有痰，但是咳不出来，是内里堵塞。干咳无痰的患者不一定没有痰，有可能是有大量的痰，但是咳不出来。因此，患者拼命地咳嗽，想把痰咳出来，但通路始终没有打开。

这类患者按痰饮咳嗽治疗，用小青龙汤。我多次强调小青龙汤，就是因为它是最常见的类型，只是大家没有认识到而已。观察患者的舌苔，绝对不是无苔，也不是干燥苔，而是湿润苔、水滑苔。以小青龙汤加减治疗，吃了就见效了。

问：百合固金汤和肺痈大合方有区别吗？

答：区别很大。肺痈大合方是治疗肺痈的，黄痰、脓痰、血痰、血丝痰。肺痈病脉是有力的，百合固金汤证脉是无力的。

问：小孩子口周都是青色的，怎么回事？

答：讲一下"青"的问题。嘴唇周围出现青，或身上出现青斑，不管哪里出现青，一般来说是厥阴病。治疗厥阴病的处方有乌梅丸、当归四逆汤、当归四逆合吴茱萸生姜汤、吴茱萸汤、麻黄升麻汤等。

再插一句，白血病会产生一个很特殊的病变，叫绿色瘤，也就是说这个瘤切开以后是绿色的。因此，许多白血病属于厥阴病。

病脉证治医案详解

一、粉刺

患者，女，23岁，背部长粉刺。月经量少，颜色深，手足不凉，口不苦，可以吃凉东西，大便两天1次，腹诊无压痛，怕冷，不易汗出。舌质红，舌苔薄白，脉有力。

病：太阳病。

脉：脉有力。

证：怕冷，不易汗出，背部痤疮。

治：葛根汤。

葛根 20 克 麻黄 3 克 桂枝 6 克 生姜 3 片 大枣 3 个

白芍 6 克 炙甘草 6 克

疗效：7剂，水煎服。7天后复诊，背部痤疮已消失，没有新出。

相关条文

太阳之为病，脉浮头项强痛而恶寒。(《伤寒论》第1条)

太阳病，项背强几几，无汗，恶风，葛根汤主之。(《伤寒论》第31条)

相关拓展

1. 太阳病的诊断依据是脉浮，有力，怕冷。

2. 葛根剂特征：项背强几几。

3. 项背强多为，颈椎病、落枕、肩周炎（五十肩）、强直性脊柱炎、腰痛、腰椎间盘突出症，多囊卵巢综合征。

这是一位粉刺患者，同时是典型的太阳病患者。

脉诊时，搞清楚脉有力和脉无力非常重要。28种脉象全部学会并很好地应用于临床很难，必须先把脉有力和脉无力学会，并搞懂其在中医临床诊断中的意义。

打个比方：现在山上有一段公路不通了，需要我们去抢险修通公路。修通公路首先需要搞清的一点是，如果发生道路塌方了，就是虚证，需要补，称虚则补之。如果发生山体滑坡，路面上堆的都是石头，这个时候就不要再补了，要把那些石头移走，称实则泻之。通过鉴别脉无力和脉有力从而分辨出虚实，非常重要。如此，初学者在这个大方向上就不会出错。

其实部分有多年临床经验的医生在这个基本问题上也会犯错误，一听患者说胃下垂便开始用补法，从头补到尾，一年四季行补法，这不行。我们要先看患者脉是否有力，如果脉有力，是实证，则不适合进补。

背部粉刺首选葛根汤，不用区别粉刺的颜色。我对此非常有把握，患者服药以后会在7天内明显见效或粉刺消失。有的患者不仅背部有粉刺，脸上也有粉刺，需先用葛根汤，即有表先解表。如果患者易汗出，用桂枝加葛根汤；患者背部有粉刺，不易汗出，嗓子痛，用葛根汤加生石膏；易汗出，嗓子痛肯定是桂枝加葛根汤加生石膏。如果患者脉无力，应该加补药，最常见的是葛根汤合真武汤。

背部属于葛根的治疗范围，背部疾病都可以先想到葛根剂。葛根剂包括葛根汤、桂枝加葛根汤、葛根芩连汤等。背部的常见疾病有腰痛、颈椎病。现在只要患者腰痛，到医院检查后，大概率是腰椎间盘突出症，不管突出的程度大小就是腰椎间盘出问题了。经方中第一常见的是葛根剂，如葛根汤、桂枝加葛根汤或葛根芩连汤，虚证常见的有金匮肾气丸，一般吃3～5瓶，效果非常好。

背部常见的疾病还有强直性脊柱炎，也需要用到葛根剂。前段时间有一位网诊患者，患强直性脊柱炎多年，经病脉证治之后，处予葛根芩连汤，服药后疼痛很快得到缓解。

提醒一下大家，上述只是为大家讲了葛根剂的鉴别应用，并没有办法确定是哪一个处方，最终确定处方还需在临床中具体辨证，特别要注意脉有力、脉无力的情况。

该患者 23 岁，很年轻，一般能长粉刺的，基本上内脏不会有大病。根据我的经验，不管是年轻人或年龄比较大的，四五十岁长粉刺的，身体都比较健康。很少看到一个长粉刺的患者生大病，这是本病的一个特点。

另外，背部常见疾病还有脂溢性皮炎，同样可以用葛根汤来解表。

病案分析

患者手足不凉，排除了厥阴病；口不苦，排除了少阳病；可以吃凉东西，排除了太阴病；大便两天 1 次，或大便干，先不处理。许多粉刺患者伴有大便干，需先解表，服葛根汤或桂枝加葛根汤，等服药后看看情况，部分患者服药后大便正常。如果服药后仍大便干，再按照阳明病治疗。患者既有太阳病又有阳明病，处理原则是先治太阳病，之后再解决阳明病。

一起治行不行？也可以。在治疗粉刺的时候，日本汉方中常用葛根汤加大黄，兼顾太阳与少阳。防风通圣丸中既有麻黄又有大黄，就是太阳阳明三焦同治，也可以。以治疗效果来论，还是先治太阳，再治阳明效果最好，建议有条件的患者选择此种方法。

该患者脉有力，诊断为太阳病。因粉刺长在背部，为"项背强几几"。《伤寒论》中有葛根加半夏汤，患者恶心的可以加半夏。"项背强几几"是葛根剂的特点，项包括脖子，所以脖子难受用葛根剂。现在很多人患颈椎病，是看手机和电脑看出来的。项背，包括脖子和背。大家在临床上会碰到一种情况，患者说有时候背沉，背上像有一个磨盘。从西医的角度来讲，背沉症状很多时候见于胃病，如慢性胃病、长期胃病，出现背沉的患者很多。现在我们明白了，胃病也要先解表，因此通过病脉证治辨证后用葛根汤或小青龙汤治疗胃病就不奇怪了。

曾经有位患者，胃病病史 30 多年，我先用小青龙汤解表，很快就治好了。30 年来没有人给他解过表，除非应用病脉证治理论，不然再治 30 年也不会有人解决。现在很多人一看患者是胃病，立刻用柴胡疏肝散、半夏泻心汤，所以辨病脉证治非常重要，我们在为患者诊断时，要先看患者有没有太阳病。现在患者一说脖子难受，则诊断为颈椎病，应该依据病脉证治原则先行解表处理。

该患者用了葛根汤的处方，当时麻黄用 3 克，是因为时值夏天，天气很热，他又是郑州本地人。不用行不行？不行。患者背部出粉刺的地方是不汗出的。需要注意的是，有的患者说大夫你看看我身上、头上出汗了，但重点是患者出粉刺的地方出不出汗。长粉刺的地方要是能汗出，就不会再长粉刺了。之所以长粉刺，是因为皮脂腺分泌障碍，毛孔堵塞。

怎么诊断疾病是有汗还是无汗呢？背部有粉刺，可以判断为一个无汗的患者，长粉刺的地方是不会汗出的，只有病变部位恢复汗出，他的病才能好，这是治疗太阳病的原则。太阳病是治汗出的，让不汗出的人重新汗出，让汗出过多的人变得少一点，都向中间靠拢。治疗太阳病只要能把汗出调正常，病就治好了。医圣在写《伤寒论》的时候，也是围绕着这个特点的。

我把医案讲得仔细一些，目的是帮助大家理解原文。听听医案，学习原文，我帮大家把病脉证治的思维体系建立起来，然后再看医案、看书、看病就会了。当我们吃透一个医案后，对于粉刺、腰椎间盘突出、强直性脊柱炎、颈椎病等类型的疾病，就能治好一部分了。

需要说明一下，"项背强几几"，项背包括了脖子、背部、腰部，但不包括屁股部分。屁股凉的时候要用肾着汤，这是从病变部位上来讲的。

另外，葛根汤的适用范围还包括后脑勺，这在临床上有什么指导意义呢？当遇到后脑勺疼痛的患者时，可以考虑葛根剂治疗。

后脑勺的病变对于西医而言是非常疑难的。小脑的病变有很多，如患者小脑肿瘤连手术都不能做，该怎么办？找中医。这种情况下找到你，脑部有肿瘤，如果你也按西医的说法说脑子里长瘤，这就麻烦了，你要先看看患者是不是葛根汤证。

脑部的病变最常见的方剂是麻黄剂。偏瘫、脑瘤都可以考虑麻黄剂，如脑瘤可以用麻黄附子细辛汤，有效率非常高。服用一段时间后再检查发现瘤体消失了，大家不要认为长瘤就消不掉了，必须用手术切除才能痊愈。其实手术治疗有很多问题：第一，危险部位不敢随便切除；第二，病变部位切不干净；第三，切除后又复发，这些都是常见的问题。

另外，东北的患者最常用的也是麻黄剂。如果是在东北这种气候冷的地方当医生，不把麻黄剂研究透，病就没法治了。

接着分析上面的医案。患者背部粉刺服药一般 3 天见效，不到 7 天就好了。如果患者要问几天见效，最好说 7 天，如果说 3 天见效，患者数着日子，万一到第 3 天未见效患者会有意见。作为大夫回应疗程长短问题时，给患者的期望值不能太高。

太阳之为病，脉浮，头项强痛而恶寒。(《伤寒论》第 1 条)

恶寒就是怕冷，太阳病怕冷，阳明病怕热，在脉有力的情况下，少阳病存在两种情况：既怕冷又怕热，或者既不怕冷又不怕热。"强痛"，就是僵硬的意思，类似渐冻症，肌肉逐渐僵硬。

太阳病，项背强几几，无汗恶风者，葛根汤主之。(《伤寒论》第 31 条)

询问患者出汗情况时应该说：你跟其他人相比汗出是多，还是少，或者正常？如果直接问出不出汗，患者表达不清楚，不理解你在问什么，他只知道幽门螺杆菌阳性，但他说的我们不需要听。

下面讲一讲太阳病的诊断。太阳病怎么诊断？脉有力，怕冷。只要患者脉有力，又怕冷，即可诊断为太阳病，因此脉有力非常重要。关于葛根剂的特征，刚才举了好多例子，一是症状，二是对应西医学的那些疾病。

具有项背强痛症状的常见疾病：颈椎病、落枕、肩周炎、强直性脊柱炎、腰痛、腰椎间盘突出。还有一种很特殊的情况，多囊卵巢综合征，是妇科常见的疑难病，以前患者较少，现在越来越多。最典型的特点就是肥胖，多毛，闭经。如果一位女性胖乎乎的，脸上长粉刺，很有可能是多囊卵巢综合征。治疗时也需先解表，与胃病的治疗原则是一样的。

临床诊疗时不要看到西医诊断为多囊卵巢，就琢磨多囊是什么意思，怎么让它变少，这就误入歧途了。

至此，大家应该可以深刻体会到解表的重要性。解表最常用的是葛根剂，有粉刺用葛根汤的可能性最大，那怎么诊断呢？不要管西医病名，也不要管内分泌的化验报告单、彩超结果，只要看患者脉有力，怕冷或较一般女性怕冷；或先看患者是否怕冷，其次看是否有颈椎病，脖子是否难受，是否有背沉等，可考虑应用葛根汤。

总而言之，虽然有些病看着疑难，但是治疗起来并不像大家想象得治不好或是不好治。按照病脉证治治疗，先辨脉辨病，后辨证论治，有表先解表，不仅可以治疗很多疾病，而且治疗效果比较好。

关于讲面部不同部位痤疮的治疗经验，我们一起讨论。鼻子旁边属于胃经，须从胃经治疗，如清胃散，清胃散是时方，经方对应的是调胃承气汤。下巴的粉刺往往是肾经，最常见的是知柏地黄丸；额头长粉刺属于阳明经，最常见的是白虎汤；唇周属脾，脉无力一般建议用归脾丸。

满脸粉刺，脉有力，最常用的是防风通圣丸，为什么？上焦、中焦、下焦三焦弥漫。对于脉无力的情况，比较常用的是柴胡桂枝干姜汤合当归芍药散。我治过2例全脸粉刺的男性，脸上遍布脓、疮，满脸痤疮，严重到脸都不能看了，完全看不出原来面容。面诊时患者脉无力，通过病脉证治，处方柴胡桂枝干姜汤合当归芍药散。虚证用药时间长一些，服药两三个月后痤疮消退，又巩固用药解决痘印。

消痘印可以服用三七粉。需要注意的是要先治粉刺，有粉刺的时候不吃三七粉，不长粉刺后，再吃三七粉，吃上一两个月。但痘印的消失需要6个月，处方三七粉后，很多患者回去就断断续续服用，时间较长。

二、肝功能不正常

患者，男，33岁，转氨酶高，肝功能不正常，以至于无法打工，迫切要求治疗。我要求他必须戒酒。经询问，既怕冷又怕热，早上口苦，手足不凉，饮食正常，大小便正常，脉有力。

病：少阳病。

脉：脉有力。

证：既怕冷又怕热，口苦。

治：小柴胡汤。

柴胡 24 克　　黄芩 9 克　　红参 6 克　　炙甘草 6 克　　半夏 9 克

大枣 3 个　　生姜 3 片

疗效：8 剂之后症状全部消失，赶紧去化验检查，肝功能已恢复正常，高高兴兴上班去了。

相关条文

少阳之为病，口苦咽干、目眩也。（《伤寒论》第 263 条）

伤寒五六日，中风，往来寒热，胸胁苦满，默默不欲饮食，心烦喜呕，或胸中烦而不呕，或渴，或腹中痛，或胁下痞硬，或心下悸，小便不利，或不渴，身有微热，或咳者，小柴胡汤主之。（《伤寒论》第 96 条）

相关拓展

1. 少阳病的诊断。

2. 往来寒热的解释，定时发病，症状矛盾。

3. 小柴胡汤治疗常见病：胁痛、热入血室、偏头痛、低热。

该患者也是脉有力，脉有力属于三阳病。患者大小便正常，排除阳明病；既怕冷又怕热，属少阳病；不怕冷也不怕热，脉有力，还是少阳病。少阳病的特点从温度的感觉来说是既怕冷又怕热，或不怕冷也不怕热。另外，少阳病还有一个本质的特点：矛盾。

往来寒热，就是一会儿怕冷，一会儿怕热。临床上常见一些矛盾症状，如有的结肠炎患者，这段时间腹泻，再一段时间便秘，腹泻便秘交替出现。女性月经期，两个月提前，两个月推后，月经先后不定期，也是矛盾。这些都要归到少阳病，用柴胡剂，所以掌握矛盾的思维非常重要。古人的思维和我们现在不一样，现在多靠化验检查结果，古人的思维，只要患者脉有力、症状相互矛盾，就是少阳病。

这名男性患者，肝功能不正常，经病脉证治后用了小柴胡汤。以前讲过一个肝功能不正常的案例，用赤芍治疗，效果非常好。小病用不用无所谓，一些大病赤芍可以用到60～90克，甚至120克，用上效果更佳更快。赤芍的应用经多次验证，疗效确切。多位濒死的重症患者都用大剂量的赤芍最后救过来了。

简单说一下经方的剂量问题，假如把上面患者的处方剂数由8剂变成4剂，剂量减半，但是每剂的药量加倍，这样效果会不会好？见效会不会更快？举个例子帮助大家理解。

正常人一天吃三顿饭，如果把这三顿饭量都加倍，第二天能不能不吃？肯定不行。大剂量适用于病重的情况，先用重剂起沉疴。病案里的患者只是转氨酶升高，没有大病重病，不需要大剂量处方，用5克、10克足够。刚才讲的90克、120克是针对大病或重病患者，像癌症、黄疸、重症肝炎之类的，重剂起沉疴，犹如在沙漠里干渴好几天的人，给他一桶水能喝掉，两桶水也能喝掉。但如果给我们每人一桶水，强迫大家喝完会怎么样？经方的剂量问题就是如此，需根据病情来定。

"少阳之为病，口苦，咽干，目眩也。"这里主要指的是口苦，嗓子干也可以。有人感冒了只是嗓子干，不口苦，没有其他症状，小柴胡汤证。

"心烦喜呕"，喜呕就是说患者呕吐以后舒服。如食物中毒，呕吐以后自觉舒服；有些孩子感冒非得吐出来才会好。汗吐下，患儿吐了是件好事。急性胃肠炎的患者，腹泻3次以上，或者自己吐后，往往就舒服了。

少阳病的诊断标准是脉有力，是矛盾症状；往来寒热也是矛盾的症状。另外，定时发病是每月同一时间、每天同一时间或固定间隔发病。彻底理解"定时发病"需要先建立时间概念，时间可以针对每一天，也可以针对每个月，也可以针对每个季度，甚至可以针对每一年。每天下午 3 点开始低热，是定时发病的一种情况，还可以表现为每个月都会出现相同的问题。这种情况在临床上见得少，不是这一类患者少，而是因为很多人不懂农家历，不懂二十四节气，诊断不出是定时发病。每季度发病的情况很常见，如有的人每到春天开始过敏，有的人一到秋天开始哮喘，都是定时发病。

每天、每月、每季度、每年定时发病的要考虑往来寒热——就是来了又走，走了又来，相当于往来寒热。花粉过敏的患者来找你看病，你是不是只想到抗过敏的乌梅、防风、银柴胡这些药？治好了没有？你没有想到他是少阳病。为什么你没有想到少阳病？因为你只考虑了"过敏"两个字，从来没有病脉证治的概念，一定要站在病的角度去考虑问题。

胁痛是身体侧面肋骨与腹部交界部位疼痛。胆结石的疼痛有时候就是胁部疼痛，墨菲征阳性，有压痛现象。再如热入血室，指的是感冒的时候月经来了，或先感冒，然后来月经；或月经先来了，继而感冒。总之，月经和感冒有交集，都可诊断为热入血室，用小柴胡汤治疗。脉无力的，用柴胡桂枝干姜汤，叫寒入血室。若辨证不区分寒热，直接用小柴胡颗粒即可。

感冒的症状千奇百怪，有的人月经来了又感冒，患者不跟你讲感冒，或说头痛，或说腰痛，或说腰酸，这些都是小柴胡汤证。这是一种特殊情况，不能说腰酸开葛根汤处方。这种情况出现任何症状都可以认为是感冒症状，用小柴胡汤或柴胡桂枝干姜汤治疗，辨证不明确的时候一律用小柴胡汤。刚才谈到的腰痛其实是感冒的一种症状，女性突然出现的腰痛为局部感冒，或者可以称之为"腰感冒"。

脑子里有"腰感冒"三个字，就会治腰痛合并经期症状，若只有"腰椎间盘突出"，以按摩、牵引、理疗等方法治疗腰痛，这个病就治不好。女性月经期间突然出现腰痛症状，往往是感冒。

下面讲一下偏头痛。临床见到头痛首先考虑鼻窦炎，问患者鼻子透不透气，有没有过敏性鼻炎。如果有过敏性鼻炎，首选小青龙汤。舌尖发红的，用小青龙加石膏汤。

很多头痛都是鼻窦炎引发或导致的，但把患者头痛误诊为杂病屡见不鲜，甚至有被误诊十年或二十年的。患者往往说神经性头痛、血管性头痛，其实不是，而是鼻窦炎导致的。怎么确诊呢？这需患者去做检查，需拍鼻部 CT，脑部 CT 是诊断不出来的，拍完确诊后我们再对症治疗。当然，通过按压鼻窦的压痛点、观察患者的鼻甲是否肥大，可以进行辅助诊断。

三、浅表性胃炎

患者，女，50 岁，在医院确诊为浅表性胃炎，并且幽门螺杆菌阳性，心里十分害怕，四处治疗，疗效不佳。胃里感觉有棍子在撑着一样的难受，我听了她的叙述，第一反应就是心下支结，是柴胡桂枝汤证。同时患者怕冷，易汗出，口苦，不想吃饭，大小便正常，脉有力。

病：太阳少阳合病。

脉：脉有力。

证：怕冷，易汗出，口苦。

治：柴胡桂枝汤加蒲公英。

柴胡 24 克　　黄芩 9 克　　人参 9 克　　半夏 9 克　　甘草 6 克

生姜 3 片　　大枣 3 个　　桂枝 9 克　　白芍 9 克　　蒲公英 15 克

疗效：20 剂后胃病症状消失，幽门螺杆菌转为阴性。

相关条文

六七日，发热，微恶寒，支节烦疼，微呕，心下支结，外证未去者，柴胡桂枝汤主之。（《伤寒论》第 146 条）

相关拓展

1. 如何确诊太阳少阳合病。

2. 谈谈心下支结。

3.幽门螺旋杆菌和蒲公英。

4.柴胡桂枝汤可用于治疗关节痛、癫痫。

本案患者主要症状是胃里感觉有棍子撑着一样难受，这个描述对应为伤寒论中的"心下支结"。该患者明显是自觉症状，此外还存在一种情况，身上按哪里都会打嗝。许多女性有这种情况，身上不能按，一按就打嗝，治疗用柴胡桂枝汤。简言之，心下支结，一按就打嗝，用柴胡桂枝汤。

患者怕冷，同时脉有力，是太阳病；易汗出是桂枝剂；口苦，脉有力是少阳病，是柴胡剂，这是太阳少阳合病，最后用了柴胡桂枝汤。太阳病怕冷，少阳病口苦，如果患者既怕冷又口苦怎么办呢？合起来，即诊断太阳少阳合病，治以柴胡桂枝汤。医案是我精心挑选的，先讲太阳病，再讲少阳病，最后讲太阳少阳合病。

有人问柴胡桂枝汤能治多少病？能治N种病，N种症状，N种检查报告。例如，有的颞颌关节炎患者，表现为柴胡桂枝汤证。有些讲经典名方的系列书籍里面会谈到半夏泻心汤、乌梅丸或柴胡桂枝汤，内容很丰富，但我们无从下手，不知道如何鉴别和应用，根本原因是你没学会柴胡桂枝汤的用法。若想准确地掌握柴胡桂枝汤证，一定要先学会诊断太阳病，再学会诊断少阳病，最后把这两种病组合，就是柴胡桂枝汤证。

问答荟萃

问：处方中为什么要加蒲公英？

答：幽门螺杆菌阳性一律加蒲公英，专门解决一些指标问题，算得上是一个成熟的经验，疗效100%是不可能的，但80%还是有的。一般用药20～30天，再做一个呼吸的检查即可。较之西医的三联疗法、四联疗法效果要好，不良反应也小。幽门螺杆菌阳性加蒲公英，尿酸高用土茯苓。

问：打嗝和呃逆一样吗？

答：不一样。呃逆是膈肌痉挛，顽固性呃逆的患者非常痛苦，不能吃也不能睡，几分钟打一次，有的时候连续打几个，有的能打一两个月，严重影响生活质量，非常痛苦。以前李可老前辈提到，把人指甲装到烟丝里边抽一下，味道特别不好闻，但有效，也有部分人用没有效果。

呃逆就是气上逆。医圣说："观其脉证，知犯何逆，随证治之。"嗳气、呃逆、咳嗽、干呕、喘都是气上逆。人体的气应该往下走，逆之，往上走，人肯定不舒服，那怎样让气往下走呢？

这些病有共性，患者呃逆、咳嗽以后都不放屁了。只要能放屁，这事就解决了，道理很简单。气体包括肺内的气体，往下走时先到胃，再到肠，然后要么通过放屁的形式排出去，要么在肠道里面吸收交换，通过呼吸带出去，这就是气的排放途径。因此，治疗气上逆时要用桂枝汤加厚朴杏仁。桂枝汤加厚朴杏仁治疗咳嗽、喘的，主要是肺中的气体多了排不出去，要引导这些多余的气体往胃中走，再排放出去。这是中医经方的病理解剖，是气上逆的病理生理解释。

承气汤（包括调胃承气汤、小承气汤、大承气汤等）方中有厚朴，是让气往下走的。有些哮喘病患者，服用大承气汤后气往下一走，就治好了。为什么？大承气汤的条文有所说明，好多地方都提到了喘。其实是气在肠道里不往下走了，服用大承气汤后就会放屁，放屁以后喘就消除了，这就是承气汤治喘的原理。《伤寒论》也提到，服小承气汤后先看看是否放屁。临床上很多患者服完病脉证治开出的处方后，经常提到比以前放屁多了，有的放的屁还很臭。这些都是肠道功能恢复，排气顺畅的表现。

问：嗳气是什么现象？

答：嗳气是气上冲，可以用旋覆代赭汤。

问：打嗝跟呃逆是一种什么样的声音呢？

答：打饱嗝就是嗳气，膈肌痉挛就是呃逆。

一般胃病需要服药 2 个月，然后保养 4 个月。怎么理解保养 4 个月呢？保养期间不吃药了，但患者需要注意调整饮食起居。要求很简单：第一，每天吃 3 顿饭，每顿饭的时间相对固定。什么叫相对固定？早上 7 点吃饭，8 点或 9 点也行，但不能拖到 11 点，否则中饭的时间就没有了。第二，最好吃一些容易消化的食物，胃病恢复至少需要 6 个月。

治疗胃病时，药的剂量要小，常规药的量也要小。李东垣《脾胃论》中每剂药一般不超过 15 克，但大家现在开处方一味药就用了 15 克。大家与李东垣比，谁的处方效果好？如果你认为自己比李东垣的水平高，那就可以按照你现在的用量开。

如何确诊太阳少阳合病？先诊断出太阳病，再诊断出少阳病。那怎么知道是太阳病？脉有力，怕冷。怎么知道是少阳病？脉有力，口苦。如何诊断脉有力、脉无力？现场教学加跟诊，一步一步来。

关于病脉证治的认识，我的解读是：中医是一套数学模型，我讲的是用于推算的法则，按照我讲的公式、原理、原则、顺序，推到最后就能把处方定出来，据此开出的处方治疗把握非常大。这些东西搞清楚以后，治病的信心是爆棚的。临床治疗中，在我开完处方以后，对于很多患者的治疗就有 100% 的把握，认为患者服药后肯定会见效。

为什么柴胡桂枝汤可以治疗关节疼痛？因为原文中有"支节烦疼"。

关于肩周炎，左侧肩周炎最常见的类型就是柴胡桂枝汤证。大家要遵循病脉证治该辨病辨病，该辨证辨证，只是说在很多情况下，病脉证治以后，开出的处方就是这个结果。

柴胡桂枝汤还可以治疗癫痫，这是日本人的经验。癫痫患者经常先发出像羊一样的叫声，然后跌倒，我们可以把患者叫声理解为气上冲。

不是医圣没有教我们这个症状，而是我们没有想到这个症状是气上冲。患者先发出的怪叫是由于一股气在往上走，就是气上冲，因而选择了桂枝剂。

问答荟萃

问：刚刚说的季节性发作，我见过一个患者就是每年秋冬季皮肤发痒，如果他脉有力的话，可以用小柴胡汤治疗吗？如果脉无力的话，用柴胡桂枝干姜汤治疗吗？

答：有这个大的概念即可。如果患者脉有力，是小柴胡汤或柴胡桂枝汤；脉有力，且大便干，则是大柴胡汤，总之可以考虑柴胡剂。

原来理解柴胡剂矛盾的特点，没有根据时间辨证。现在根据时间规律辨证，患者季节性发作提示了使用柴胡剂，有些季节性哮喘也是以上治疗思路。

往来寒热不是大家简单认为的那样，说我一见就认出来了，很可能认不出来。我来分析一下问题背后的规律性本质，交节病就是每到节气交换的时候发病。那么王清任用的是什么？血府逐瘀汤中是不是有柴胡？当然，可以直接用血府逐瘀汤或用柴胡剂，也可以考虑逍遥散。总之，只要经方里有柴胡的，就要考虑对症用药，治疗病症才能见效、除根。不然，最根本的病没有辨出来，只想到口苦、脉有力就诊断为少阳病，这是不全面的。少阳病的诊断还有其他的维度，可以用时间法进行诊断。

这要求我们看到了一个病，一个症状，一个检查结果，一个西医的病名时，要先考虑它是中医学范畴的什么病。大家能把这个问题搞清楚，好多病就能迎刃而解，开出处方一定能见效，并可达到甚至超出预期疗效。

问：甲胎蛋白高，怎么办？

答：甲胎蛋白含量对肝癌的诊断具有临床意义，一般应用柴胡剂。若想把甲胎蛋白降下去，患者确诊是癌症，需治疗癌症才行；而患者仅是肝功能方面的问题，如肝炎，柴胡剂就可以降下去。

问：汗法祛邪，邪可以随汗流出去。下法祛邪，邪随大小便排出去。请问和法时，病邪最终是通过什么方式排出体外的？

答：这也是临床很常见的问题。和法叫半在表半在里，就像一个人站在门口，既没有在外面，也没有在里面，那么该怎么走出去呢？一是通过汗法往外走，小柴胡汤里用生姜，取其温通之意，不是用麻黄桂枝去发汗，但也是要从毛孔排出去。二是通过下法从二便排出去，但不是用大黄，而是用了黄芩。凡是邪在半表半里的，要么往外走，要么往里走，要么既往外走又往里走，最终把毒素排出去。

四、严重盗汗

患者，男，19岁，严重盗汗，冬夏皆如此，夜里能把被子浸透，真是太严重了。夏天还好说，冬天几乎无法睡觉，服用玉屏风散等均无效。该患者脉有力，是三阳病，不怕冷，但是非常怕热，又不口苦，这是典型的阳明病。

病：阳明病。

脉：脉有力。

证：怕热，汗出。

治：白虎汤。

生石膏60克　　知母16克　　甘草9克　　大米1把

疗效：5剂之后，盗汗减轻了一半。继服20剂，盗汗彻底消失。

相关条文

阳明病，法多汗……（《伤寒论》第196条）

三阳合病……自汗出者，白虎汤主之。（《伤寒论》第 219 条）

相关拓展

白虎汤可以用于治疗磨牙。《金匮要略·痉湿暍病脉证第二》曰："痉为病，胸满口噤，卧不着席，脚挛急，必齘齿，可与大承气汤。"阳明病可以导致磨牙，就是咬牙切齿。此外，最常见的磨牙见于肚里有虫。肚里有虫怎么办？从患者的眼睛进行诊断，眼睛里可以看到虫斑。白虎汤可以治疗上百种病，因此掌握脉有力、怕热的阳明病外证的诊断方法很重要。

严重盗汗，冬天夏天都一样，夜里睡觉出的汗能把被子湿透。夏天还好办，冬天出汗睡觉时冷得像结冰了一样。对于出汗，大家一贯的思路都是收敛，用玉屏风散、虚汗停颗粒，麻黄根、浮小麦等敛汗，一直在这上面转来转去。但该患者脉有力，盗汗，是实证，而且他不怕冷，怕热，说明热量大，爱喝酒的男同志多怕热，爱出汗，体内热量大。脉有力，怕热，是阳明病，同时爱出汗，是阳明外证。阳明外证指的是什么？阳明病爱出汗就是阳明外证。典型处方是白虎汤，若口渴用白虎加人参汤，这里的人参不能用红参，一般用西洋参或党参，还可以用玄参。

有人问用人参行不行？阳明病本身就热，热性的参不能用，可以用性凉的西洋参。南方人生病的时候尽量不要用红参，建议用西洋参。如上海、苏州、杭州、厦门、广州、深圳的患者，应该用西洋参，不要用人参，一用患者就上火。

该患者用生石膏 60 克，知母 16 克，甘草 9 克，大米 1 把。有的人用山药代替大米（张锡纯的经验），主要是因为大米在煮药的时候需要一直搅拌，不搅拌非常容易煳。

该患者吃了 20 剂药后病就好了。以后再碰到经常喝白酒的人爱出汗时，就问他怕热还是怕冷？怕热，就用白虎汤，这也是临床常见病治疗经验。

"阳明病，法多汗"，把"法"字去掉，"阳明病多汗"。"法"是按照理论、规则规定。阳明病，为什么多汗呢？因为热。

"三阳合病……自汗出者，白虎汤主之。"我把中间有些地方省掉了，越多越容易误导人。这是一个非常好的学习方法，条文可以变得丰富起来，变得复杂起来，但同时也可以变得非常简约。可以把条文从原来的20个字变成50个字，改为加长版；也可以从20个字变成七八个字，变成经典版，加减之间，妙味尽在其中。

再聊一下利用如何"矛盾"思维来认识一些"矛盾"症状，如躁狂抑郁症，发病期谁都控制不住，又打又骂的，再一段时间则闷闷的不说话了，这是什么病？少阳病。不按少阳病治疗，永远不会见效，也不会好。它就是矛盾，要抓住本质，才能够正确认识这个疾病。

很多时候躁狂抑郁症的矛盾症状并不好辨认，西医通常让患者服用精神类药物来抑制"躁狂"的症状，结果患者天天都是抑郁的状态。如果这时患者来就诊，必须问他不服药的时候有什么症状，才能帮助我们诊断疾病。

目前精神类的疾病比较普遍，尤其很多大学生被诊断为抑郁症。其实这些患者很多没有西医定义的精神病，要么就是大便干、排便困难引起的，要么就是瘀血引起的，把大便干、瘀血等问题解决后患者就变好了。

对于阳明病患者来说，就是因为体内的热量出不去。其实三阳病的本质就是热量出不去而致病。太阳病是通过出汗把热量排出去，阳明病通过大便排出去，少阳病通过综合的方法，出汗或大便排出去。服用小柴胡汤后有一个病愈症状叫"蒸蒸而振，却复发热汗出而解""身濈然汗出而解"，就是把体内的热量排出去。

五、口臭

患者，女，21岁，口臭。因为口臭而抑郁失眠。正值豆蔻年华却不敢谈男朋友，全天戴口罩，捂得严严的，不敢正面面对别人，用了很多方案治疗，均效果不佳。不怕冷，出汗正常，口不苦，心烦，大便干，三天一次，脉有力。

病：阳明病。

脉：脉有力。

证：怕热，大便干。

治：调胃承气汤。

大黄 12 克　　　炙甘草 6 克　　　芒硝 12 克

疗效：3 剂痊愈。

相关条文

阳明病，不吐不下，心烦者，可与调胃承气汤。(《伤寒论》第 207 条)

不恶寒，但热者……与调胃承气汤。(《伤寒论》第 70 条)

相关拓展

1. 阳明病诊断标准。

2. 调胃承气汤可以治疗呃逆、哮喘、痔疮（外洗）。

该患者因为口臭而抑郁失眠，并出现社交恐惧，若想解决社交恐惧就需要先治疗失眠和抑郁。临床上有些症状叫无效症状，无效症状的本质是，症状 A 引起了症状 B，症状 B 就是无效症状。病案中的抑郁失眠是口臭引起的，这个时候不要去治抑郁和失眠，治也治不好，需要先治口臭。知道这一点很重要，因为很多人都在无效症状上做无用功。

以该患者为例，她因为口臭导致了一系列的心理问题，直接进行心理治疗是不行的，诊断为精神病，用抗抑郁的西药也不行，按照中医的镇定安神思路去治疗更不行。根源没有解决怎么治都不行，而其根源是口臭。不怕冷，脉有力，排除太阳病；口不苦，脉有力，排除少阳病；大便干，脉有力，诊断为阳明病。大便干、心烦，用调胃承气汤治疗。

口臭，臭从哪里来？口臭是一种味道，是气上冲，臭气上冲。怎么让它往下走呢？调胃承气汤，如果改为调胃承臭气汤，大家就会想到用其治疗口臭了。条文中只提到气，你往往没感觉。气往下走的，先走到胃，所以叫调胃；再走到肠，所以叫承气。治病求本，否则天天嘴里含着香水也不行。其实临床上很多病都是一些非常简单的小毛病，只是我们搞得越来越复杂了而已。

脉有力，怕热，是阳明病的第一个诊断标准。脉有力，大便干，是第二个诊断标准。另外，三阳病还要考虑到时间诊断法，阳明病对应的时间段是年月日的申酉戌时段。

关于时间诊断法，我会专门给大家讲一讲如何用时间诊断法治疗失眠及其他疾病，还要与子午流注概念相鉴别。如子时的病变对应胆经，脉有力的怎么办？脉有力的，只看时间，不看症状。申酉戌时间概念非常重要，许多患者是下午的3点到9点开始难受，肺结核的患者就是如此，大多从下午3点开始低热。肺结核脉有力的是阳明病，脉无力的是太阴病。

如此典型的时间诊断，可以说几十年、上百年没有人提出来，没有人去关心、研究，或从病的角度来认识，都在用滋阴的办法治疗。许多患者被误治，甚至死亡，后来西医抗结核病药发明后才救过来，但实际也不是，准确来说结核病也好，艾滋病也好，随着突变次数的增加，病毒的毒性在降低。根据时间诊断法，不要看症状，只关注两颊潮红没有意义。

所以说诊断很重要，解决不了的疾病，从病的角度重新认识，如有明显时间规律的支气管哮喘、花粉过敏等，也许会有更好的结果。

另外，调胃承气汤可以治疗呃逆，为什么？气上冲。呃逆的患者，脉有力，又怕热，或脉有力，大便干，用调胃承气汤。哮喘也是气上冲，干呕也是气上冲，干呕只恶心，不吐东西也叫气上冲。如果呕吐，吐出东西来了，那就不是气上冲，而是食物上冲。如果吐水了，叫水逆，用五苓散。

我尽量把诊断和鉴别诊断讲得更简单、更直接一些，引领大家进入中医病脉证治的大门。

六、脾气暴躁

患者，女，50 岁，脾气暴躁，人际关系特别差，单位的领导怕见她，同事没人理她。回到家，老公儿子都不和她说话，在路上坐公交车都能跟别人吵一架。面色红，脉有力，不怕冷，不怕风，口不苦，怕热心烦，大便干，小便正常。腹诊左少腹有压痛。

病：阳明病。

脉：脉有力。

证：怕热心烦，大便干，左少腹压痛。

治：桃核承气汤。

桃仁 12 克　　　大黄 12 克　　　桂枝 6 克　　　炙甘草 6 克
芒硝 12 克

疗效：7 剂后大便通畅，心烦消失，脾气变成了小绵羊。

相关条文

太阳病不解，热结膀胱，其人如狂，血自下，下者愈。其外不解者，尚未可攻，当先解其外；外解已，但少腹急结者，乃可攻之，宜桃核承气汤。（《伤寒论》第 106 条）

相关拓展

1. 如狂。
2. 桃核承气汤可以治疗精神病、牙痛。

该患者涉及腹诊，最后处方用桃核承气汤。

桃核承气汤证的典型症状就是脾气暴躁、脾气差。问诊患者脾气的时候，有的人会说他脾气很坏，但也有人说他脾气很好，最好问一下患者家属患者脾气如何，有的患者家属老给你使眼色，因为患者脾气暴，家属不敢当他面说他脾气差。一般通过腹诊就可以明确是桃核承气汤证。

有一位疑似红斑狼疮患者，治疗一段时间后，将其丈夫也领过来让我给看病。患者丈夫脾气暴躁，翻脸比翻书还快，一言不合就神经质起来。平时脾气尚好，不知道什么时候就会突然发火，这叫"如狂"，不是真正的狂，真正的狂是又骂又打，拿刀子就砍人。桃核承气汤证是"如狂"，脾气不好。患者丈夫差不多吃了1个多月的桃核承气汤，脾气转变很大，几乎变成了小绵羊。没有瘀血，他就不难受了。

这一类脾气暴躁、如狂者都是体内的热量出不去。一些年轻女孩子容易被诊断为抑郁病，多因体内既有热量，又有瘀血，憋得难受。还有些女孩子割腕自杀，为什么要割腕？自己实施放血疗法。或有一些病是带狂字的，像受虐狂，你打得越重，他越高兴。桃核承气汤、抵当汤专治这类"狂"。患者出现如狂症状或表现，需要用病脉证治治疗，服桃核承气汤、抵当汤，吃过药后就正常了。

生活中大多数的性格偏激都是病，但不需要用精神类药来治疗，只需要通过病脉证治辨证后，用经方中的桃核承气汤、抵当汤来治疗，这个经验是非常成熟的。

大小承气汤也可以用于这方面的治疗，但要结合腹诊。桃核承气汤不仅可以治疗精神病，还可以治疗牙痛，龋齿牙痛通过腹诊确诊后直接用桃核承气汤即可，腹诊没有压痛时不要用桃核承气汤。桂枝茯苓丸、桃核承气汤、抵当汤、下瘀血汤等汤方的鉴别应用需要通过腹诊做出来。

七、胆囊炎

患者，男，37岁，胆囊炎反复发作，服用消炎利胆片后效果不佳。不怕风，不怕冷，口苦，大便干，脉有力。

病：少阳阳明合病。

脉：脉有力。

证：口苦，大便干。

治：大柴胡汤。

| 柴胡 24 克 | 黄芩 9 克 | 白芍 9 克 | 半夏 9 克 |
| 炒枳实 9 克 | 大黄 6 克 | 生姜 15 克 | 大枣 6 个 |

疗效：15 剂痊愈。

相关条文

伤寒十余日，热结在里，复往来寒热者，与大柴胡汤。（《伤寒论》第136 条）

相关拓展

1. 少阳阳明合病的诊断标准。

2. 大柴胡汤可以治疗胰腺炎、哮喘、胆结石、肝炎、高脂血症。

继阳明病、少阳病之后，我选择了一个少阳阳明合病的医案。如何诊断少阳阳明合病呢？先诊断出少阳病：口苦，脉有力；再诊断出阳明病：脉有力，大便干。这就是少阳阳明合病，选择大柴胡汤。该患者患有胆囊炎，即使是胆囊结石、胆囊癌，也是这样治疗；胆囊息肉，用大柴胡汤加乌梅、僵蚕、威灵仙；合并左少腹压痛，用大柴胡汤合桃核承气汤。先学简单的，复杂的情况就是一加一。

《伤寒论》第 103 条也是关于大柴胡汤证的。关于条文的背诵，我的看法是，条文光背下来不行，背下来不等于学会了，学 200 个大柴胡汤的医案也不等于学会了。只有通过病脉证治，诊断为少阳阳明合病后再按这个方法用，该用的肯定得用，不该用的肯定不能用，处方一定有效。病脉证治理论，是医圣写的，原文的标题上面可以明明白白地看到"病脉证治"。

以前我看了很多经方名家的医案，你们知道的基本上我都看过，但看后非常困惑，这个人这样用，那个人那样用，但看不明白他们选择治法、处方、药物的原理和原因，好像都可以，又好像都不可以。没办法，只能回归经典，经过仔细研读《伤寒论》和《金匮要略》，苦苦思索，反复实践后，悟出了医圣的病脉证治理论。

中医临床的派别、理论我了然于心，不推荐是因为学习后不能重复使用，要想重复使用，得到理想的治疗效果，需要按照病脉证治的程序和原则进行诊断和鉴别诊断。

大柴胡汤临床应用可以治疗许多疾病。第一可以治疗胰腺炎，但现在临床应用中有难点，急性胰腺炎患者一旦住院就会被禁食，不让吃喝，没有治疗机会。后来有人想出采用灌肠方式实施治疗，口服中药效果会更好，但治疗机会轮不到中医。第二可以治疗哮喘，哮喘本质是气上逆，气在某个地方被堵住了，如阳明病的大便干，就是大便把肠道堵住了，气不能通过。少阳胸胁部位的气被堵住了，出现哮喘。治疗哮喘，说到底就是把通道给打开，气息平顺。

气上冲和气上逆是一个意思，都是指气本来该往下走，但逆行向上。气为什么往上走？因为它不能往下走，通道被堵住了。

八、失眠抑郁焦虑

患者，女，36岁，因婚姻问题失眠、焦虑、抑郁，想自杀，多次住精神病院治疗。目前怕冷，怕风，易出汗，夜里梦多，噩梦居多，时常惊醒，胆小，心烦。对生活感到无聊，动不动就发脾气，大便干燥，口苦，小便次数多，脉有力。

病：三阳合病。

脉：脉有力。

证：怕冷，口苦，大便干。

治：柴胡加龙骨牡蛎汤。

柴胡 24 克	黄芩 9 克	人参 9 克	桂枝 9 克
茯苓 9 克	龙骨 9 克	牡蛎 9 克	半夏 9 克
大黄 9 克	生姜 3 片	大枣 3 个	代赭石 30 克

疗效：60剂，症状全消。

相关条文

伤寒八九日，下之，胸满烦惊，小便不利，谵语，一身尽重，不可转侧者，柴胡加龙骨牡蛎汤主之。（《伤寒论》第107条）

相关拓展

1. 三阳合病的治疗原则。

2. 柴胡加龙骨牡蛎汤可以治疗抑郁、失眠、焦虑、阳痿。

病脉证治的方法治疗失眠、抑郁、焦虑，现代临床应用较多。据统计，郑州市失眠患者至少有100万，国内其他城市大概率也很普遍，什么原因导致失眠呢？心理压力大，生活压力大，对生活的期望远远超出了自己的能力，一句话，都是欲望过多惹的祸。但欲望的问题医学解决不了，要靠智慧和修行。

心烦加胆小等于柴胡加龙骨牡蛎汤；心烦加心慌等于小建中汤。

"心烦加胆小"对于大家学习和应用柴胡加龙骨牡蛎汤有重大意义。为什么？省劲儿。

柴胡加龙骨牡蛎汤是三阳合病的处方，既有太阳病又有少阳病、阳明病。当诊断出三阳合病且伴有精神病变时，用柴胡加龙骨牡蛎汤。精神病变指什么呢？主要指失眠、抑郁、焦虑，当伴有这些情况的时候，用柴胡加龙骨牡蛎汤。

具体什么情况下用柴胡加龙骨牡蛎汤呢？

第一，心烦加胆小，直接用。

第二，三阳合病（太阳病、少阳病、阳明病都有）用柴胡加龙骨牡蛎汤。该患者怕冷怕风，容易出汗，是太阳病的桂枝剂；口苦脉有力，是少阳病的柴胡剂；大便干，脉有力，是阳明病的大黄剂。患者为三阳合病，用柴胡加龙骨牡蛎汤。

第三，少阳病伴有精神症状，用柴胡加龙骨牡蛎汤。

问答荟萃

问：张老师，很多龙骨质量不好，假的多，那么万一我们用了假药，效果会怎样？

答：还是会有效。目前市场上供应的龙骨和牡蛎，虽疗效不及以前，但服药后有效。铅丹用代赭石代替，伴耳鸣的用磁石。

问：三阳病都有热量的问题，小便次数多能带走足够热量吗？还是带走的不够？

答：不能，小便仅仅可以解决水的问题。舌质红、舌苔腻、湿热三种情况下用滑石代替铅丹。方中的人参，南方用西洋参，郑州也是这样。舌质比较红的，不能用人参，直接用西洋参。大黄的用量要根据大便情况而定，大便稀，就用 1 克或 0.5 克。

患者心烦加胆小是柴胡加龙骨牡蛎汤证，同时大便的次数还多，这种情况下往往要再问一下大便黏不黏，很多时候大便是黏的，大黄该用还得用。另外，涉及大黄先煮和后下的问题，没有必要，一块煮效果也很好。大便黏，属湿重，加薏苡仁，效果比较好。该患者如果大便黏，除了柴胡加龙骨牡蛎汤还要加薏苡仁。有的患者腹诊有情况怎么办？合瘀血剂就行了。

问：三阳合病用柴胡加龙骨牡蛎汤。那么在两阳合病的时候，如太阳和少阳，我们也用柴胡加龙骨牡蛎汤，能不能治好，会不会有不良反应？

答：不能用。太阳少阳合病是柴胡桂枝汤。如果经验没有那么多，辨证没有那么准，也不行。

关于处方的具体内容，我从来不背诵，我建议大家不要背处方，背下来也没用，把学习重点放在诊断上，只要诊断准确是什么病，处方开出来患者服用后就有效，问题基本就解决了。大家要把精力用到钢刃上，用到学习诊断和鉴别诊断。

注意三阳合病的治疗原则，水平低的时候，一律用柴胡加龙骨牡蛎汤，这是入门，有效率也很高。水平高的时候也有两种情况，第一是小柴胡汤的类型，脉细有力，用小柴胡汤。第二是白虎汤的类型，脉大而有力，用白虎汤。

柴胡加龙骨牡蛎汤不仅可以治疗抑郁、失眠、焦虑，还可以治疗阳痿。

九、骨质增生脚后跟痛

患者，男，47岁，脚后跟痛，不能走路，一走路就痛得要命，再继续走一会儿就不痛了，检查后是跟骨增生，贴膏药、针灸都无效。吃凉东西后难受，但又喜欢吃凉的，舌质红，舌苔干燥，脉无力，手脚不凉，四肢不凉，精神好，休息好。

病：太阴病。

脉：脉无力。

证：不能吃凉的，又喜欢吃凉的。

治：芍药甘草汤。

生白芍 70 克　　炙甘草 35 克

疗效：煮水后泡脚，1 剂后疼痛大减，3 剂后疼痛消失。

相关条文

……芍药甘草汤与之，其脚即伸。（《伤寒论》第 29 条）

相关拓展

芍药甘草汤可以治疗腿抽筋、不宁腿综合征，各种痉挛、疼痛，肛裂。

患者脚后跟痛，不能走路，一走路就痛得要命，这很常见。用芍药甘草汤治疗后效果非常好，不用内服，泡脚就行了。这是局部的病变，可以采用外治法来治疗。脚跟的骨质增生，或痛风病只表现在脚上的情况，或一些手部的皮肤病，都可以采用外治法，很方便。该患者吃了凉的难受，不能吃凉的，又喜欢吃凉的，通过病脉证治后确定为太阴虚热，治疗可以配合内服小建中汤，芍药甘草汤可以内服，但外用就很有效。

芍药甘草汤也被称为去杖汤，可以治疗腿抽筋。治疗腿抽筋，芍药甘草汤、芍药木瓜汤、芍药甘草附子汤都有效，但严格来说这些方的效果和有效率都没有龙牡壮骨颗粒好。我也在临床验证过，成人吃的时候最起码用 3～5 袋，每天 3 次，当天晚上就能见效。还有一些关节痛的患者，若伴有腿抽筋，让患者先用龙牡壮骨颗粒，关节疼痛可减轻。有时候关节疼就是缺钙引起的，用发汗的办法治疗，越发汗，患者越痛。只要有腿抽筋，不管是什么病，都可服用龙牡壮骨颗粒，有含糖的，有不含糖的，糖尿病患者可以选择不含糖的。

芍药甘草汤可以治疗不宁腿综合征，就是夜里睡觉腿没地方放。腿不舒服，患者说腿放哪儿都不行，严重影响睡眠质量。总之，大家要想办法找到疾病的诊断点，不是指哪一个症状或哪一个病名，那没有意义，不仅学不会的，也治不好病，一定要诊断为中医的病。很多人用西医的数据统计发表论文，主题是"芍药甘草汤治疗三叉神经痛"，这是误导。100 位三叉神经痛患者，都用芍药甘草汤治疗能治好几个，其中肯定有治好的，但是碰巧成分居多，可能医者自己都不知道为啥能治好。只有诊断为太阴病的三叉神经痛，服用或外用芍药甘草汤才会有效。太阴病的诊断是前提，一定要在病脉证治的框架下鉴别、诊断、处方。

十、类风湿

患者，女，58 岁，类风湿多年，早上晨僵，手指关节疼痛，口苦，怕冷，怕风，手脚凉，不能吃凉东西，脉无力。

病：厥阴病。

脉：脉无力。

证：口苦，手脚凉，不能吃凉东西。

治：柴胡桂枝干姜汤合当归芍药散。

柴胡 24 克	桂枝 9 克	干姜 9 克	天花粉 12 克
黄芩 9 克	牡蛎 6 克	炙甘草 6 克	当归 9 克
白芍 12 克	川芎 9 克	泽泻 9 克	白术 12 克
茯苓 12 克			

疗效：60 剂痊愈。

相关条文

伤寒五六日，已发汗而复下之，胸胁满微结，小便不利，渴而不呕，但头汗出，往来寒热，心烦者，此为未解也，柴胡桂枝干姜汤主之。（《伤寒论》第 147 条）

相关拓展

柴胡桂枝干姜汤可以治疗乙肝、乳腺增生。

现在类风湿患者非常多，全国各地都多，女性多于男性，主要与女性流产、生小孩有关系。许多女性类风湿患者可以认定为产后风，不仅可以将治疗类风湿的经验用来治疗产后风，还可以结合二者的治疗经验，用于临床。

本案的辨证过程，脉无力，属于三阴病。手脚凉，厥阴病。医者为患者把脉的时候，摸一下她的手，只要是冰凉的，脉无力的就是厥阴病，一般用当归四逆加吴茱萸生姜汤，水酒各半煎。注意，酒要用优质黄酒（20 块钱以上的女儿红，即墨老酒、绍兴黄酒等）。

天冷了，很多女生睡了一夜脚都暖不热，只要一听这句话，就可以断定是厥阴病。以前患冻疮的多，见到冻疮的患者可以直接用柴胡桂枝干姜汤。现在生活条件提高了，冻疮患者越来越少，但经常会见到夜里暖不热脚的患者。牢牢记住，不要管患者西医诊断是什么病，只要确诊为是中医的厥阴病就可以按厥阴病治疗。

厥阴病中，口苦用柴胡桂枝干姜汤；心烦用乌梅丸；手热脚凉用乌梅丸；咽喉痛、腹泻用麻黄升麻汤。口不苦，心不烦，也没有嗓子痛、手热脚凉，将上述处方排除后，就是当归四逆加吴茱萸生姜汤。我在临床上也用过柴胡桂枝干姜汤合当归四逆加吴茱萸生姜汤，在经方中任意两个方都可以合，只要辨证出来是两个方，它们就可以合到一起用。不要被一些观念束缚了，目前临床验证合方的效果是最好的，较之单用一个方，效果要好。如果想学门纯德采用联合方组，除非用颗粒中药，不然今天一号方，明天二号方，后天三号方，患者熬药时很容易熬混了。

在女性患者当中，柴胡桂枝干姜汤合当归芍药散是最常见的类型。妇科医生必须得学会该方，临床碰到一个患者我们不知道该怎么治的时候，就用该方，治愈率要高于你辨证出来的结果。手脚凉好办，摸一下手或问一下患者就可以，当归四逆加吴茱萸生姜汤是好辨认的。

病案里的女性患者服用柴胡桂枝干姜汤合当归芍药散以后，类风湿就好了，该方只能解决疼痛症状，关节变形是治不好的，但结果也非常满意了。为什么？很多患者用了该方以后，疼痛缓解，不易复发，晨僵现象也消失。有的患者伴有轻微关节变形，但类风湿的患者年龄一般都比较大，也不太在意关节变不变形，只要不痛，患者就不吃药，也不再治，事情就结束了。

这个方案解决不了关节变形的问题。我在临床上很少碰到患者要求治疗关节变形的，大多都是要求止痛的。一般吃两三个月就好了，成功率非常高。治疗类风湿效果不好的时候，直接用该方就行了。

患者用该方的时候要注意不能碰水。大多女性患者，平时得做饭，得洗衣服，怎么办？尽量要求她少碰水，不要进行清洗类家务或活动，必须洗衣服、洗碗的时候可以戴上手套，戴手套也不能用冷水，必须用温水。以前治过一个类风湿患者，自己开了一家理发店，必须得给顾客洗头，我说反正你不碰水病才能好，后来想了一个办法，雇了一个工人专门给顾客洗头。

当我们辨出柴胡桂枝干姜汤的时候，常规要合上当归芍药散，将两方当成一味药、一个处方，这是胡希恕的经验。实践证明效果好，也不需要非得讲个道理。

问答荟萃

问：医案中患者有一个症状，就是不能吃凉东西，为什么不是厥阴太阴合病呢？

答：正因为不能吃凉东西，所以用干姜剂。你看方中有干姜没有？怕冷、怕风是桂枝剂，口苦是柴胡剂，最后处方柴胡桂枝干姜汤。

以前有两大派，胡希恕派和刘渡舟派，争论柴胡桂枝干姜汤证到底是大便干还是大便稀？争论来争论去，没有任何价值，都没有看出本质，本质是不能吃凉东西，尽管患者大便干，但他也不能吃凉东西，吃了就难受，是柴胡桂枝干姜汤证，大便稀也一样。柴胡桂枝干姜汤和大便是没有关系的，非要鉴别一个没有关系的东西是没有价值的。

柴胡桂枝干姜汤证是大便干还是大便稀，是近代最出名的一个争论。其实这两者没关系，这就像是在争论艺术家到底头发长还是短，有关系吗？没有，艺术细胞跟头发长短没有关系。

十一、痛经

患者，女，18岁，痛经好多年了，痛经时痛不欲生，恶心呕吐，怕冷，手脚冰凉，脉无力。

病：厥阴病。

脉：脉无力。

证：手脚冰凉。

治：当归四逆加吴茱萸生姜汤。

当归 12 克　　　桂枝 9 克　　　白芍 9 克　　　细辛 3 克

炙甘草 6 克　　　通草 6 克　　　大枣 5 个　　　吴茱萸 6 克

生姜 24 克

疗效：水、黄酒各半煎。21 剂痊愈。

相关条文

手足厥寒，脉细欲绝者，当归四逆汤主之。(《伤寒论》第 351 条)

若其人内有久寒者，宜当归四逆加吴茱萸生姜汤主之。(《伤寒论》第 352 条)

相关拓展

当归四逆汤、当归四逆加吴茱萸生姜汤，可以治疗冻疮、雷诺病、阴缩、神经炎、股骨头坏死、不孕症、荨麻疹。大家不需要去纠结西医的病名或患者的检查报告，每一个中医经方都可以治疗几百种病，甚至上千种病，也可以说每一种疾病都可以表现为经方里面的一个方。学习中医思路要打开，如当归四逆汤治疗的荨麻疹，是遇冷加重，手脚冰凉，脉无力。

刚才讲了柴胡桂枝干姜汤，下面讲当归四逆加吴茱萸生姜汤。

痛经，第一个类型用当归四逆加吴茱萸生姜汤，第二个类型用少腹逐瘀汤，这也是很常见的。

当归四逆加吴茱萸生姜汤，吴茱萸量不要大，曾有人用到 60 克，甚至 90 克。我觉得是他本人没有尝过这味药，尝过这味药就不会这样用了。痛苦没发生在自己身上，针没有扎到自己身上，他就不知道痛，也不会感同身受，没有切切实实地把患者当成亲人。吴茱萸过量服用危害极大，用量要小，如果想大量使用怎么办？改为放了多年的陈吴茱萸，放了三五年后味道就没有那么重了，或者用开水泡，开水往里边一倒，然后把水倒出去，反复 7 次，为淡吴茱萸。还有一种方法，加红糖。医圣当时用的是大枣，以大枣的甜味来中和吴茱萸的味道。

关于细辛的量，我写了 3 克，处方上只能写 3 克，3.1 克都不能写，这不是危言耸听。其实患者熬药时也不能保证每一袋里边都是 3 克，肯定有的多，有的少，但处方上必须写 3 克。通草也是这样，用到 6 克就很多了，一般用 3 克。

当归四逆加吴茱萸生姜汤原方中是木通，我临床应用通草代替了，实践证明效果也很好。

十二、帕金森走路不稳

患者，男，68 岁，下肢震颤，无法控制，不能走路，行动困难，吃过很多药但效果不佳。患者穿得很厚，怕冷，精神差，下肢冰凉，舌质淡，舌苔水滑，脉无力。

病：少阴病。

脉：脉无力。

证：下肢凉，舌苔水滑。

治：真武汤。

茯苓 30 克　　白芍 30 克　　生姜 30 克　　白术 20 克

黑附子 9 克

疗效：90 剂痊愈。

相关条文

太阳病发汗，汗出不解，其人仍发热，心下悸，头眩，身𥆧动，振振欲擗地者，真武汤主之。(《伤寒论》第 82 条)

相关拓展

1. 少阴病诊断标准。

2. 真武汤可以治疗下肢水肿、脑瘤、心衰。

下肢水肿一般是心衰引起的，特别是双腿、双脚水肿。患者来了先看水肿是两条腿还是一条腿，一只脚、一条腿肿，多是血栓栓塞；两条腿、两只脚肿的则是心源性水肿。

真武汤证的心衰，如果舌头有裂纹，加西洋参；齿痕舌，加黄芪；手脚凉，加当归。血虚的标准就是手脚凉，阳虚的怕冷，阴虚的怕热，气虚为齿痕舌，血虚是手脚凉。真武汤治疗心衰和下肢水肿成功率非常高。

真武汤方用白芍，好多人不理解，本身就水多，为什么要用白芍？医圣当时就这样定的，就像确认的密码，一个也不能改。我在用真武汤的时候，一直都用生白芍，没有用过赤芍，现在很多人认为要用赤芍来代替白芍，原则上若无合并症状用白芍，黄疸、重症肝炎用的是大剂量的赤芍。

脑部肿瘤第一是麻黄剂，第二是附子剂，第三是熟地剂。需要补肾的，一则肾阳虚，二则肾阴虚，三则肾阴阳两虚，四则肾阴阳两虚又合并表证。

这是一例帕金森的病案，症状以肢体震颤为主。目前震颤一类的疾病，如小儿抽动症、帕金森病、舞蹈症等，真武汤类型的疗效最好，其他的汤方尽管有的也有效，但整体来说不太理想，仅类风湿把握比较大。但真武汤类型的震颤，只要辨出真武汤证，吃完很快就好。

该患者是少阴病。少阴病的诊断标准：第一，脉无力，四肢凉；第二，脉无力，精神差。准确来说，少阴病的典型特征就是睡眠障碍，要么没事就想睡，要么就是睡不着。"但欲寐"有两层含义，一是总想睡，失眠但就是想睡。二是经常昏昏沉沉的，没事闭上眼就睡着了，嗜睡。无论失眠、嗜睡，都是但欲寐。

治疗失眠有一个很好的方，叫麻黄附子细辛汤，早上和中午吃，晚上不吃。失眠本身就是睡颠倒了，夜里不睡白天睡，或者夜里可精神，白天没精神。以麻黄刺激让患者保持兴奋，白天不让患者睡觉，晚上不吃让患者好好休息。当然需辨出是少阴病的失眠才能用。

少阴病的诊断是脉无力，四肢凉，四肢指的是胳膊和腿，不包括手和脚。临床上经常碰到膝盖凉的情况，也属于四肢凉，所以很多膝盖凉的人就是少阴病。

问答荟萃

问：若患者四肢加上手和脚都凉呢？

答：四肢加上手和脚凉也是少阴病，如手凉，胳膊也凉，也是少阴病。最好先治少阴，再治厥阴，少阴厥阴同病的时候也可以一起治。中医治病就像解扣的，扣子解开了，病就好了。

附：牛皮癣

患者，女，17岁，牛皮癣5年，十分痛苦。冬天严重，夏天几乎无症状，同时脉又有力。脉有力，是三阳病；冬天严重，显然是太阳病。经询问口不苦，排除少阳病；嗓子痛，是石膏剂，考虑到患者脖子难受，选择葛根汤。左少腹压痛明显，是桃核承气汤，最后处方是葛根汤加石膏合桃核承气汤。

葛根40克	麻黄9克	桂枝9克	白芍9克
炙甘草6克	生姜3片	大枣3个	生石膏40克
桃仁9克	大黄5克	芒硝8克	

疗效：45剂痊愈。

我治牛皮癣把握是比较大的，很多患者的治疗效果都非常好。牛皮癣首先要看是冬天严重还是夏天严重，这是非常重要的一点。冬天严重的分两种情况，①不出汗的需要用汗法，或冬天严重夏天几乎没有症状的，必须用麻黄；②阳虚的用附子。

夏天严重的分两种，一种情况是暑天严重的需要按暑病治疗，用香薷来解表。香薷是夏日麻黄，用香薷来代替麻黄，这味药必不可少。居住在海边的，或爱吃海鲜的患者，需加苏叶。夏天严重的另一种情况，除了暑天，其他时候解表可以用蝉蜕、僵蚕、薄荷等，药物剂量一般不需要太大，以皮走皮，走到皮肤，打开毛孔即可，量大药效就不走表了，就像开窗户的时候是不需要使出吃奶的劲儿一样。

患者秋天严重怎么办？燥证，用桑叶。

春天严重，首先考虑柴胡，有升发之效。另外，薄荷入肝，可走肝。

治疗牛皮癣时必须得解表，最主要是搞清楚病情严重的时间。有的患者说一年四季都严重，这难度就大了。季节交接严重的用柴胡剂，交节病用血府逐瘀汤或柴胡剂。这一类的先用上柴胡剂，然后再用上解表的药，前两步必须要有。若患者一到春夏季节交换的时候就严重，或一到秋冬季节交换的时候就严重，这就是往来寒热，有可能口不苦，也不胸胁苦满，但只要有往来寒热，就用柴胡汤剂，这就是治病先辨病的好处。

另外，牛皮癣患者一般里有热，外边都冷，里热嗓子痛的加石膏；有瘀血的，结合腹诊，用瘀血剂就行。

牛皮癣治疗要点：第一解表；第二祛瘀血，牛皮癣患者基本上都有瘀血；第三随症加减，如患者嗓子痛一般都有热，加石膏。

十三、口吃

患儿，9岁，口吃，家里大人愁坏了，语言矫正也不理想。孩子平时不出汗，脉有力，无其他症状。金匮病诊断为痉病。口吃，相当于"口噤不得语"，就是说话不利索。

| 葛根40克 | 麻黄6克 | 桂枝4克 | 白芍4克 |
| 炙甘草4克 | 生姜2片 | 大枣2个 | |

疗效：15剂后说话恢复正常。

相关条文

太阳病，无汗而小便反少，气上冲胸，口噤不得语，欲作刚痉，葛根汤主之。(《金匮要略·痉湿暍病脉证第二》)

相关拓展

1. 痉病诊断。
2. 大承气汤可以治疗磨牙。

从该医案开始进入金匮辨病，在此之前讲的都是伤寒病，金匮病比伤寒病简单，而且许多金匮病对脉象不做任何要求，只要辨出病、辨出症状就可以用了。有一部分对脉象也有要求，这个时候辨病就变得非常重要，如何把医圣写的疾病症状与现在西医的病名对上号，对上号、辨对病以后治疗就好办了。辨病是非常重要的，而不是背处方、背条文，即便背下来了临床也不见得会用。

口吃相当于经方中的"口噤不得语"，出现于痉病，用的葛根汤和大承气汤。遇到结巴的患者可以考虑葛根汤或大承气汤，或葛根汤合大承气汤。口吃病程短、年龄小者疗效快，病程长、年龄大者，肌肉关节出现改变，难度就大了。

下面我根据原文谈谈痉病的诊断。

"病者身热足寒"，一个高热的患者，脚却凉，体温太高，39.5℃以上，见于多种传染病，一些病毒性脑炎，如流行性脑脊髓膜炎、流行性乙型脑炎，这在医圣张仲景的年代很常见，现在见不到了。

"颈项强几几"是一种什么症状？脖子硬，或角弓反张，脖子硬得动不了，硬到啥程度？就像钢管一样，接触过传染病的都知道，这种情况叫痉病。或独头动摇，有的患者仅表现为头晃，左右晃，或前后晃，或点头。

"卒口噤"，口噤是指咬牙切齿，嘴张不开，牙关紧。什么叫牙关紧？见过癫痫发作的就知道牙关紧了，磨牙是不是牙关紧？磨牙也是痉病的一种症状。

"背反张者"，很少见，我只在刚上班时见过一次。一个小孩喝了农药，有机磷中毒导致角弓反张，头顶着床，脚顶着床，形成弓状。以前我一直治疗强直性脊柱炎，后来我根据临床感悟认为强直性脊柱炎也是一个弓，只不过是反弓，所以强直性脊柱炎也要按痉病治疗。强直性脊柱炎的肌肉是僵硬的，关节也是僵硬的，也是翻过来的。两个翻的方向不一样，但都可以认为是角弓反张。学习要开窍，看到强直性脊柱炎不能躺，就联想到是角弓反张。痉病包括强直性脊柱炎，谁提出来的？这是我提出来的，为什么强直性脊柱炎是痉病？条文写得清清楚楚，明明白白。

我也想过渐冻症，只想着解表，没有用大承气汤泻一下。许多强直性脊柱炎也是这样，患者大便不干，真的想不到是大承气汤。疾病本身具有迷惑性，只有走金匮病病脉证治才能够辨出来，走伤寒病病脉证治辨不出是大承气汤。

十四、关节疼痛不能碰

患者，女，42岁，关节疼痛剧烈，如果有人从她身边走过，她就会吓得大喊大叫，就怕有人碰到她，这就叫"近之则痛剧"，这是很典型的症状。经询问，关节疼痛阴雨天加重，金匮病诊断为湿病，处以甘草附子汤。

炙甘草 20 克　　　黑附子 9 克　　　生白术 20 克　　　桂枝 20 克

疗效：50 剂痊愈。

相关条文

风湿相搏，骨节烦疼，掣痛，不得屈伸，近之则痛剧，汗出，短气，小便不利，恶风不欲去衣被，或身微肿者，甘草附子汤主之。(《金匮要略·痉湿暍病脉证第二》)

相关拓展

1. 湿病诊断标准。

2. 大剂量白术治便秘。

这是一个关节疼痛的病案。患者怕别人碰到她，"近之则痛剧"，别人从她身边过，她会非常紧张和害怕。怕别人碰，为什么？碰了以后痛得受不了。关节痛得不敢让人碰，用甘草附子汤；若是肚子痛，不敢让别人碰，用大建中汤。至于大陷胸汤，估计轮不到咱们治，肯定会先打120。

此外，还要考虑湿病。这些患者很多是阴雨天加重，而湿病的特点就是阴雨天加重。只要关节疼痛，阴雨天加重，就是湿病。其他的疼痛阴雨天加重也是湿病，如肚子痛，阴雨天加重；头痛，阴雨天加重；冠心病，阴雨天加重；头晕，阴雨天加重等。湿病的治疗在以下六个处方里面选。

不出汗：麻黄加术汤、麻杏苡甘汤，这是一个小小的鉴别点。

甘草附子汤必须有"近之则痛剧"的特点，痛得怕别人碰。

湿病的典型特征是阴雨天加重，无论是什么症状，无论是什么病，无论是什么检查结果，无论男女老少。

再讲一下大剂量白术治便秘。魏龙骧老先生大剂量白术治便秘的经验是从白术附子汤提炼出来的，也是从湿病篇总结出来的。他的白术附子汤，其中生白术用到了90克。白术90克，生地黄30克，升麻3克。这个经验非常宝贵，老年便秘最常见两种情况，一是大剂量白术的类型，二是济川煎的类型。

十五、精神恍惚如在梦中

患者，女，28岁，家里人看她不正常，强迫她到我处就诊。自诉每天恍恍惚惚的，就像生活在梦里，没有真实感，觉得身体不是自己的，大脑也不是自己的。吃饭时好时坏，有时吃得很多，有时三五天都不吃饭，脉无力，舌质红，舌苔干燥。

病：百合病。

脉：脉无力。

证：精神恍惚。

治：百合地黄汤。

百合 50 克　　　生地黄 30 克

疗效：30 剂痊愈。

相关条文

百合病者……饮食或有美时，或有不用闻食臭时……

百合病不经吐、下、发汗，病形如初者，百合地黄汤主之。(《金匮要略·百合狐惑阴阳毒病脉证治第三》)

相关拓展

1. 百合病诊断标准。

2. 百合病与萎缩性鼻炎、空鼻综合征。

该患者每天恍恍惚惚，感觉身体不是自己的，大脑也不是自己的，感觉像活在梦里。这是患者的真实感受，到梦里面她反而觉得活得真实，像庄子梦蝴蝶，不知道到底蝴蝶是他，还是他是蝴蝶，将虚拟的世界和真实的世界搞混了，这些人就是百合病。

严格来说，百合病没有脉象，准确说是不强调脉象，原则上见到患者有这些症状就可以用百合地黄汤。百合病的特点：一是精神恍惚；二是如在梦中；三是身体不是自己的，脑子也不是自己的；四是吃谁的药都见效，但用 3 天后就没效了，只要一换医生立刻见效。

百合病患者有时候会常年吃药，有点类似于精神类的疾病，吃谁的药都见效，不吃难受，吃 3 天不见效了就赶紧换医生，到处找医生治疗。临床会见到这样的患者，即使是同一个医生，只要方子一换照样有效，可千万不能接着吃。

萎缩性鼻炎就是鼻子干，必须得戴口罩。以前的萎缩性鼻炎患者都有自卑感，别人都不戴口罩就他戴口罩，现在光明正大，开开心心。

空鼻综合征，其每年发病率一两千人。患者多是在做手术的时候破坏了鼻黏膜，是手术直接导致或间接诱发的，自己是无法独立完成的。鼻炎鼻甲肥大的患者，去医院做切除术，结果不外乎三种：①切得少了，做完手术后没有效果，症状如前；②切得正好，症状会缓解两三个月，再次复发；③切得多了，导致空鼻综合征。

空鼻综合征的痛苦在于，即使戴着口罩，鼻子里塞了棉花，患者也觉得吸的每一口气都直冲大脑，让人受不了，不管白天黑夜气一直冲大脑，患者痛苦得甚至想自杀。

我治好过一例网诊患者，他是一位出家师父，也是做鼻甲切除术后导致空鼻综合征。经过详细问诊后，我给他推荐了小青龙汤，患者吃了20天痊愈。

十六、身上青斑、红斑狼疮

患者，女，33岁，确诊为红斑狼疮，多处治疗，病情时好时坏，下肢腿上有青斑，血小板正常。金匮病诊断为阴阳毒病里的阴毒病。

处方：升麻鳖甲汤去雄黄、蜀椒。

升麻 20 克　　当归 10 克　　甘草 20 克　　鳖甲 20 克

疗效：15 剂后青斑消失。

相关条文

阴毒之为病，面目青，身痛如被杖，咽喉痛，五日可治，七日不可治，升麻鳖甲汤去雄黄、蜀椒主之。(《金匮要略·百合狐惑阴阳毒病证治第三》)

相关拓展

1. 阴阳毒诊断标准。

2. 阴阳毒与血小板减少与血液病。

患者腿上有青斑，可见于血小板减少，或见于血小板增多。血小板增多了为什么还有青斑呢？这是血小板无力症，血小板功能不健全。虽然血小板多，但该打仗了，却发现它们还是幼儿园的小朋友，没力气，完不成任务。还有一种情况和血小板没有关系，如红斑狼疮。或维生素C缺乏症，补充维生素即可。

本病怎么诊断？"咽喉痛"，医圣还写了"面目青"，脸和眼睛发青。该案处方能治青光眼吗？治不了，这是两码事。能治黑眼圈吗？可以治。

阳毒是什么？红色加咽喉痛。阴毒是什么？青色加咽喉痛。这样鉴别，非常简单。

上周正好碰到一位患者身上长了红斑，又嗓子痛，诊断为阳毒病，处以升麻鳖甲汤。雄黄是可以内服的，我给很多人都用过雄黄，如青黄散治疗白血病或可自行手工研磨一下装胶囊。需要注意的是雄黄不能煮。

问答荟萃

问：如果只有黑眼圈，没有咽痛、身痛，可以用升麻鳖甲汤去雄黄、蜀椒治疗吗？

答：这相当于3个条件满足了1个，那就有30%的概率。对于金匮病来说，如果3个条件都满足那叫100%，治愈的成功率也是100%；满足2个条件，治愈率70%；满足1个条件，治愈率30%。因此，只满足1个条件，用升麻鳖甲汤去雄黄、蜀椒的可能性只有30%，其他的"面目青"的条文也可能是需要的处方。但如果3个条件都满足，一定会使用该方。

十七、偏瘫后遗症

患者，男，70岁，脑梗死2次后肢体偏瘫，无疼痛，无麻木，但说话不清，左侧肢体行动不便，大小便、睡眠都正常。金匮病诊断为中风病里的《古今录验》续命汤。

麻黄 9 克	桂枝 9 克	当归 9 克	红参 9 克
石膏 9 克	干姜 9 克	甘草 9 克	川芎 3 克
杏仁 9 克			

疗效：半个月后明显见效。

相关条文

《古今录验》续命汤治中风痱，身体不能自收，口不能言，冒昧不知痛处，或拘急不得转侧。(《金匮要略·中风历节病脉证并治第五》)

相关拓展

1. 中风病的诊断。

2. 侯氏黑散治高血压，风引汤治癫痫。

3. 防己地黄汤治狂证。

我在临床上治疗过很多偏瘫后遗症的患者，治疗时先解表。为什么？因为患者在医院里是不解表的，不但不解表，还有可能创造表证，输凉液体，还不允许加热，产房、CT 室冷气特别足，即使原本没有表证，也得制造出表证，有表证后就更加严重。因此，偏瘫后遗症治疗的第一步是解表。解表要么用小续命汤，要么用《古今录验》续命汤，一般需要 3～5 天，最多不超过 1 周，表证解后再开始治疗其他的情况。面瘫也是这种治法。

脑血管疾病、脊髓疾病、脑病、神经疾病，相当于经方里面的中风病。

问答荟萃

问：我对解表有一些困惑，解表非常难，您说解表不要超过 1周，这是一个定式，还是需要根据患者的脉象？

答：一般出汗后表就解了，标准就是患者出汗。

> 问：有些患者出过汗了，但过两三个月再摸脉，他还是有表证，怎么回事？
>
> 答：如果你一直解表，患者症状也一直挺好，可以一直解表，如小青龙汤可以吃 20 天。

下面介绍一下我的临床经验。

侯氏黑散在治疗高血压时，有一部分患者会见效，但不是特效，什么类型的有效呢？吃热饭、喝热水，喜欢喝 80 度以上的水，有的患者更夸张，正在沸腾的水倒出来就喝了。

风引汤治癫痫，治疗的是热证引起的癫痫，叫热癫痫。

防己地黄汤治狂证，治疗的是自言自语的、话多的狂证，不但发狂，还要一直说话。

问答荟萃

问：打鼾怎么处理？

答：打鼾，一用葛根汤；二用普济消毒饮。证属寒用葛根汤，证属热用普济消毒饮。另外，肺痈大合方是治疗金匮病肺痈病引起的打鼾症状。

十八、面瘫

患者，男，面瘫 5 年，针灸、中药、理疗多次，但效果都不甚满意。找我治疗时，光听他讲治疗经过就用了 20 多分钟。金匮病诊断为中风病里的《古今录验》续命汤。

麻黄 9 克	桂枝 9 克	当归 9 克	红参 9 克
石膏 9 克	干姜 9 克	甘草 9 克	川芎 3 克
杏仁 9 克			

疗效：9 剂后感觉好转，但不再进步了。

调整为《傅青主男科》的处方，具体如下。

黄芪 30 克	当归 6 克	人参 6 克	白芍 6 克
甘草 6 克	桂枝 6 克	升麻 5 克	葛根 15 克
秦艽 9 克	白芷 4 克	防风 3 克	黄柏 6 克
苏木 6 克	红花 3 克		

疗效：水酒各半煎。25 剂后面瘫痊愈。

相关条文

《古今录验》续命汤治中风痱，身体不能自收，口不能言，冒昧不知痛处，或拘急不得转侧。（《金匮要略·中风历节病脉证并治第五》）

病案分析

该患者面瘫 5 年，膏药、针灸、中药都用过了，病情没有较大好转，必须先解表，一般来说面瘫患者用小续命汤或《古今录验》续命汤解表，吃了 9 剂后感觉好转，但不再进展，这个时候就停止解表，调整处方。

所调处方是《傅青主男科》中治疗口歪眼斜的，先解表，然后再用本方，效果很好，成功率非常高。临床上这类患者找到我们时大部分都是后遗症期，服药时间均较长，目前只有一个患者的效果不是十分理想，用黄芪当归剂会上火。因为他是网诊，我没有见到本人，有可能需要在处方里加点滋阴的或清热的药，也是很有效的。

这个方案大家要记住，先用小续命汤或《古今录验》续命汤解表，解表之后再用傅青主方。

举个案例，北京的一个学员给我推荐了一位面瘫患者，得病后嘴歪眼斜，无法工作。在北京只找大医院、名医，追求水平高的治疗，中医、西医方法都用过，但效果都不理想。

我先给他用了续命汤，吃了就见效，但一段时间后不再好转了。后来我就想到了傅青主治疗口歪眼斜的方子，吃了一段时间患者就好了。从最开始到痊愈一共用了 2 个多月。

这套方案治面瘫后遗症有很好的成功率，从那以后我再碰到这类的患者据此处理，效果都比较满意。急性期患者直接用《古今录验》续命汤，就能解决了。

需要注意水酒各半煎，酒一般指黄酒，煎药时得掀开盖，把酒精挥发掉。

十九、关节不能屈伸

患者，女，56岁，膝盖疼痛10余年，开始时疼痛轻微，后来越来越严重，目前伸腿也痛，屈腿也痛，不动不痛。金匮病诊断为历节病里的桂枝芍药知母汤。

桂枝20克	白芍15克	甘草10克	麻黄10克
生姜25克	白术25克	知母20克	防风20克
黑附子9克			

疗效：35剂痊愈。

相关条文

诸肢节疼痛，身体尪羸，脚肿如脱，头眩短气，温温欲吐，桂枝芍药知母汤主之。(《金匮要略·中风历节病脉证并治第五》)

相关拓展

历节病诊断。

历节病的诊断非常简单，不动不痛，伸腿痛，屈腿也痛，关节一活动就痛，伸和屈都痛，患者就尽量不动，因为一动就痛。历节病与甘草附子汤证是不一样的，后者坐着不动也会痛，持续不断地痛，历节病不动就不痛，有很大区别。

历节病的处方第一个是桂枝芍药知母汤，第二个是乌头汤。

以前有人将桂枝芍药知母汤当成万能方，这是不正确的。甘草附子汤证用桂枝芍药知母汤治不好，麻黄加术汤证用桂枝芍药知母汤也治不好。

重点学习历节病的诊断，历节病的诊断标准就是不能动，一动就痛。有的人不能弯腰，一弯腰就痛，可以用桂枝芍药知母汤。

问答荟萃

问： 关节扭伤、腰扭伤呢？

答： 关节扭伤一般可以考虑针灸，还可以考虑外用，一般用调胃承气汤加一些活血的药。伤寒病病脉证治、金匮病病脉证治很少涉及外伤病。

急性扭伤后及时用赤小豆粉碎外敷，同时内服三七粉。大部分外伤都可以吃三七粉，效果比较好，不要等到痛起来时再用。急性无菌性炎症可以考虑赤小豆粉外敷，赤小豆粉碎后加温开水搅一搅，黏性特别大，不需要胶布固定。生薏苡仁外敷可治疗病毒疣。

二十、末梢神经炎麻木

患者，女，52岁，糖尿病，长期服用降糖药控制，半年来双下肢、双上肢麻木疼痛，拍打、休息、泡澡均不能缓解，脉无力。金匮病诊断为血痹。

处方：黄芪桂枝五物汤。

黄芪 30 克　　白芍 30 克　　桂枝 30 克　　生姜 60 克

大枣 12 个

疗效：25 剂痊愈。

相关条文

血痹阴阳俱微，寸口关上微，尺中小紧，外证身体不仁，如风痹状，黄芪桂枝五物汤主之。（《金匮要略·血痹虚劳病脉证并治第六》）

简化条文：血痹，身体不仁，黄芪桂枝五物汤。

相关拓展

1. 血痹的诊断。
2. 黄芪桂枝五物汤可以促进神经的恢复。

病案分析

患者肢体麻木，脉无力首选黄芪桂枝五物汤，另外患者不管脉有力还是无力，都可以加鸡血藤。鸡血藤作为麻木的专药，加20克、30克都可以，就像痛风用土茯苓一样。许多麻木的患者，服药后症状减轻，但开始疼痛，需要提前跟患者讲清楚。此时的疼痛不会痛到受不了，是能够忍受的、轻微的疼痛。以前患者为什么不痛？因为神经麻木，没有知觉，痛也不知道。治麻木的时候，先从麻木治到有疼痛感，再治好疼痛感，神经就恢复好了，一定要提前跟患者讲清楚，否则患者痛了以后，就会说本来还不痛怎么吃了你的药，开始痛了？那时你再解释说是好事，是身体恢复的表现，患者绝对不相信。

提醒一下，麻木的患者，治疗中出现疼痛感的时候就说明见效了，痛上一段时间神经恢复，就不麻不痛了。

黄芪桂枝五物汤可以促进神经的恢复。

二十一、腰椎间盘突出

患者，女，62岁，腰痛，腰椎间盘突出，夜里小便3～5次，脉无力，芤脉。金匮病诊断为虚劳病之肾气丸。

处方：金匮肾气丸。

疗效：2瓶见效，5瓶痊愈。

相关条文

虚劳腰痛，少腹拘急，小便不利者，八味肾气丸主之。（《金匮要略·血痹虚劳病脉证并治第六》）

相关拓展

1. 虚劳病的诊断。

2. 酸枣仁汤治失眠后头痛，大黄䗪虫丸治糖尿病瘀血类型，黄芪建中汤治疗十二指肠溃疡。

酸枣仁汤治疗的失眠患者特点是一失眠就头痛，睡好了不头痛，但只要睡不好就头痛。

大黄䗪虫丸治疗的糖尿病属瘀血类型，腹诊时耻骨上压痛，但脉无力，用大黄䗪虫丸。强调一下，耻骨上压痛，脉有力用抵当汤，脉无力用大黄䗪虫丸。

黄芪建中汤治疗十二指肠溃疡，是秦伯未的经验，有效率在80%以上，几乎可以作为专病专方。这是中西医结合的知识点，如麻黄附子细辛汤治疗窦性心动过缓，只要是窦性心动过缓，吃了麻黄附子细辛汤就会好。这些经验学习后可以重复用，没有任何问题，难者不会，会者不难，会治了以后你觉得这算啥，不会治的时候，你换多少方，也不见效。

本案是虚劳病的腰痛。虚劳病的诊断标准：芤脉，脉大为劳，极虚亦为劳，见到芤脉就可以确诊为虚劳病。然后选择处方，失眠用酸枣仁汤，腰痛用金匮肾气丸。

很多人不一定能识别出芤脉，但可以辨别脉有力否，所以见到脉无力的腰痛，可以用金匮肾气丸，这样放宽一下标准就容易学习了。另外，脉有力的腰痛也可以用金匮肾气丸收尾。比如，患者先用葛根汤治好了，到最后也可以给他推荐金匮肾气丸巩固疗效。

虚劳病的诊断也一直在深化，以前有芤脉就是虚劳病。最近正好有几个病例，我反复地看原文，并结合病例进行思考，争取有新的突破。

我治疗过一位偏瘫的卧床不起的老年男性患者，印象比较深刻。

他经受过几次大手术，但脉非常有力，我考虑他是虚劳病。"脉大为劳，极虚亦为劳"，脉非常有力也可以认为是非常虚弱的脉象。脉大到一定程度，就像气球吹到一定程度快爆了，大而不强，这是我个人的思考。

前一段时间我看了李士懋前辈的医案，李老治了一个关节痛的患者，怎么治效果都不好。患者的脉非常有力量，但是按脉有力处方怎么治都不行，到最后李老也说，会不会把药都用反了？李老肯定是这样想的，觉得以自己的水平应该见效了，怎么就是治不好呢？会不会患者实际是虚证呢？然后就用了滋阴的药，患者痊愈了。

这则医案，让我大受启发，反复看虚劳篇的条文，思考"脉大为劳"是不是说脉非常大有力也是劳证？也是虚劳病呢？这个患者会不会是虚劳病？患者做了两三次大手术，差点要了命，现在卧床不起，凭啥脉这么有劲？思考后，我给他推荐了镇肝熄风汤。患者吃了1剂就见效了，吃了3剂效果很好。临床上虚劳病的诊断是这样，所有的病都是这样，只有诊断上有了突破，疗效才能得到突破。

二十二、甲状腺功能亢进心跳快

患者，女，26岁，甲状腺功能亢进2年了，心慌汗出，手抖，失眠，眼突。目前最突出的症状是心慌，脉无力，金匮病诊断为虚劳病之炙甘草汤。

| 炙甘草40克 | 桂枝30克 | 生姜30克 | 大枣30克 |
| 火麻仁30克 | 人参20克 | 阿胶20克 | 生地黄60克 |

疗效：用水酒各半煎。3剂见效，30剂心慌消失，心律也恢复正常。

相关条文

《千金翼》炙甘草汤，治虚劳不足，汗出而闷，脉结悸，行动如常，不出百日，危急者十一日死。(《金匮要略·血痹虚劳病脉证并治第六》)

相关拓展

1. 炙甘草汤治心律失常。
2. 炙甘草汤治出汗。

甲状腺功能亢进也是临床常见病，最主要的痛苦是怕热。怕热又有两种情况：白虎汤类型的怕热、阳明病类型的怕热。怕热，如果脉有力的话是阳明病，如果脉无力的以阴虚为主，所以炙甘草汤中剂量最大的是生地黄。如果患者是南方人，可以考虑将人参换为西洋参。随着心慌问题的解决，其他症状也有所缓解，因为脉无力的滋阴了，脉有力的清热了。

炙甘草汤还可以治疗出汗，有些患者会出汗特别多。有一个网诊患者，我给他开过 5 次处方，每次都说稍见点效。防己黄芪汤一类都用过，考虑患者吃了防己黄芪汤有效，应该有虚的可能性，后来调为炙甘草汤，服后汗出正常。

很少有人用炙甘草汤治疗出汗，大部分都是用其治疗心律失常。

问答荟萃

问：很多阿胶的质量都不太好，炙甘草汤的阿胶怎么办？

答：一般可以用女贞子代替，但尽量不要代替。有一个患者给她开的黄连阿胶汤，起初用女贞子来代替阿胶，吃了后效果一般，后来换成了阿胶，服用后效果特别好。

问：桂枝芍药知母汤的案例中用到了麻黄，需要考虑出不出汗的问题吗？

答：不需要。金匮病和伤寒病是两套辨证体系，用金匮病病脉证治辨出金匮病处方的时候就可以用，别的都不考虑，只要诊断出金匮病就可以了。金匮病其实更简单一些。

问：有人说伤寒方里的阿胶可以用黄明胶。

> **答**：可以，有人验证用黄明胶效果非常好，但黄明胶也得用真的。
>
> **问**：《医林改错》中的 1 钱等于多少克？
>
> **答**：1 钱等于 3 克，1 分就是 0.3 克。
>
> **问**：炙甘草汤治疗的汗出属于哪种类型？
>
> **答**：我个人认为，炙甘草汤治疗的汗出一是脉无力，二是伴有心慌。

二十三、肺癌

肺癌第一方是《千金》苇茎汤，许多肺癌患者因痰中带血确诊，痰中带血属于肺痈病。还有不少肺癌患者吐黄稠痰，也是肺痈病。经过我多年临床验证，《千金》苇茎汤对肺癌疗效十分明显，可称肺癌第一方。我平时治的病以癌症为主，其中也包括肺癌，《千金》苇茎汤对肺癌的疗效是不容怀疑的。

著名中医郭子光写过一篇"轻可去实法"治肺癌案的文章，医案中郭老单纯地用《千金》苇茎汤的加减法，搭配食疗、按摩，治疗肺癌，效果就比较满意。如果这套方案再加上复方斑蝥胶囊会好得更快。

若将肺癌看成肺痈病，也可以用肺痈大合方，效果是比较确切的，而且从全国各地的情况来看，可以考虑用肺痈大合方，当然得结合具体的病情进行加减。很多患者都是痰中带血丝才去医院检查，确诊为肺癌的，痰中带血丝正好就是肺痈病。

许多肺癌的患者吐少量黏痰，根据肺痿肺痈咳嗽上气病篇可诊断肺痈病、咳而上气病，也有一些皂角丸、厚朴麻黄汤、泽漆汤治疗肺癌的临床实践。

单独用经方到底能不能治好肺癌？目前我的临床经验还不够，治癌症这么多年，经过多方验证，发现单纯用病脉证治的方法，或单用经方，很难把癌症彻底治好，也有可能是我的水平没有达到。我一般都会配合复方斑蝥胶囊治疗肺癌，以斑蝥为主，但经过去毒处理，且确认无毒。我临床应用多年，这个胶囊最多有些不良反应，如恶心或呕吐，配合服用吗丁啉（多潘立酮）就没事了。

需要注意的是乳腺癌不能用吗丁啉，其他癌症都可以用，说明书上特别标注了。

癌症的治疗过程中容易出现以下两种情况。

第一，拉肚子。癌症患者不怕拉肚子，只要拉完肚子患者感觉舒服，不难受，拉的次数越多效果越好。

第二，身上痒，出痒疙瘩，荨麻疹。这种情况千万不能制止，出得越多越好，氯雷他定服后疙瘩很快下去了，但要想让它再出来，那可不是容易的事。荨麻疹出来后，内里的肿块就可能缩小或消失。今天荨麻疹出来，明天可以去拍 CT 看，就这么快，但前提是千万不能治。许多患者都吃了这个亏，虽然千叮咛万叮咛，但到时候一痒患者就忘了。有的患者说我痒，我的回答：痒吧，癌症是要命的，这就是痒，有多大事，一般痒十天半个月，极少数会痒 1 个月。那痒了怎么办？抓，就这一个办法。

通过皮肤出来的荨麻疹相当于汗法，拉肚子相当于下法。现在大家都不太敢用吐法，本来我准备找食管癌、贲门癌、胃癌患者，用瓜蒂散试一试，下了多少次狠心都没有试。在什么位置做什么事，要清醒地认识自己，这是医生的指导原则。

或可以中西医结合，如针对癌症用一些灵芝、复方斑蝥胶囊、薏苡仁，都是有确切抗癌效果的。

关于癌症的中成药，我进行了很多轮的筛选，最后筛选出复方斑蝥胶囊，别的效果都不理想或者说几乎没有效果。以前我也看过各种菌类治疗癌症，专门在网上从东北买了很多种真菌，对各种各样的患者，各种症状，各种组合，进行了一系列验证，最后发现仅灵芝有效，别的均无效。而且个别患者在加大灵芝用量后效果非常好，可以用到 40～60 克，但有的人不明显，用 10 克和用 40 克没区别，一般用 10 克。灵芝用整个的效果比较好，因为切片后患者认不出来，容易误会药里面没有灵芝。人工种植的灵芝即可见效。

《千金》苇茎汤中有薏苡仁，我也对薏苡附子败酱散进行了验证，发现没有明显效果。

郭子光老师的"轻可去实法"治肺癌案最后是让患者去拍片检查，发现肿块消失，治疗9年以后患者还活着，说明癌症是可以治好的。我多年的实践经验也是这样，癌症患者是可以治好的，只是说现在的治愈率低，但有效率可以达到70%～80%，减轻痛苦的把握也比较大。目前达到长期存活，肿块消失的疗效，我的把握是1/3，其中鼻咽癌、宫颈癌、乳腺癌、前列腺癌疗效非常好，难度比较大的是胰腺癌、卵巢癌。患者有一部分可以达到肿块消失，长期活下来的理想治疗效果，剩下的2/3很有可能也可以治好。随着我们水平的提高，攻克的难点也越来越多，治不好是医者水平不到，别在其他地方找原因。

治疗癌症，除了病脉证治，还要针对病进行专病专治，如配合复方斑蝥胶囊、灵芝、薏苡仁，还有癌症的独特特点，都需要进行针对性的药物研究和处方研究。

二十四、强直性脊柱炎

患者，男，17岁，强直性脊柱炎，背部疼痛，吃了好多镇痛药、解表散寒的药物都只能缓解，效果不佳。舌苔腻，背痛。金匮病诊断为胸痹病之瓜蒌薤白半夏汤。

全瓜蒌60克　　薤白40克　　半夏20克

疗效：15剂后疼痛消失。

相关条文

胸痹不得卧，心痛彻背者，瓜蒌薤白半夏汤主之。(《金匮要略·胸痹心痛短气病脉证治第九》)

相关拓展

1. 胸痹病的诊断标准。

2. 胸痹病与冠心病。

3. 胸痹病与乳腺增生。

对于强直性脊柱炎，伤寒病病脉证治中首先考虑葛根剂。黄仕沛的《经方亦步亦趋录》里讲了一个用葛根汤治疗强直性脊柱炎的医案。但是强直性脊柱炎要想治疗效果非常好，只用葛根剂是不行的。因为强直性脊柱炎还属于金匮病中的痉病，可用瓜蒌桂枝汤、葛根汤、大承气汤。

下面主要讲一讲大承气汤的应用。

70% 的强直性脊柱炎患者合并有虹膜炎，就是眼红，看不清东西。虹膜炎的问题，说与免疫有关，但用免疫的药物又不见效，患者去过很多医院，中西医都看过了，效果都不太好。70% 的患者合并虹膜炎，所以我就专门对该症状进行了攻关。最后攻关验证的结果超过想象，非常简单，大承气汤即可。有些东西就是这样，在没有治好它之前，在理论上没有攻克之前，永远也想不到。在攻克强直性脊柱炎并发虹膜炎的时候，我是一个处方一个处方挨着想，《伤寒论》《金匮要略》中的处方一个一个挨着看，保证不漏网。先假设解决问题的答案就在其中，我相信我一定能找到，最后终于找到了，根据金匮篇的"面赤目赤"这四个字找到的。

"疮家身疼痛"，后面还有"面赤目赤"，目赤就是眼红。我想虹膜炎不就是眼红吗？据此进行验证，解决了一个难题。

白塞综合征也会表现为明显的眼睛发红，眼珠也是红的，那么白塞综合征也可以考虑痉病中的葛根汤、大承气汤、瓜蒌桂枝汤，我认为大承气汤的可能性大。

强直性脊柱炎的治疗，第一个伤寒病，葛根剂；第二个金匮病痉病，不用看大便干不干，大便不干也是大承气汤；第三个胸痹病；第四个陷胸汤，要考虑到陷胸汤的可能性。

接诊强直性脊柱炎患者的时候要把以上几方面都考虑到，等疼痛或僵硬感这些主要症状消失以后，一定要补肾，因为脊柱属于肾，再结合补肾，问题就解决了。骶髂关节融合是因痰融合，不化痰骶髂关节融合很难痊愈。强直性脊柱炎治疗的过程比较长，需要几个月到一两年的时间。

二十五、腰凉屁股凉

患者，女，39岁，自诉腰凉屁股凉，白带多，质清稀如水，无臭味儿，舌质淡，苔薄白水滑，脉无力。金匮病诊断为肾着病。

处方：甘姜苓术汤。

甘草 20 克　　　白术 20 克　　　干姜 40 克　　　茯苓 40 克

疗效：15 剂痊愈。

相关条文

肾着之病，其人身体重，腰中冷，如坐水中……腰以下冷痛，腹重如带五千钱，甘姜苓术汤主之。(《金匮要略·五藏风寒积聚病脉证并治第十一》)

相关拓展

1. 泄泻。

2. 早泄。

3. 遗尿。

临床上经常见到腰凉、屁股凉的患者，加上甘草、白术、干姜、茯苓 4 味药就行，这是针对局部的用药。此外，腹部凉用少腹逐瘀汤，腰凉屁股凉用肾着汤，背凉用苓桂术甘汤，背寒冷还有白虎汤、附子汤。

肾着汤还可以治疗拉肚子、早泄、遗尿，但无论是什么病，都必须得有腰凉或屁股凉的症状才能用。肾着汤能治很多病，经常看到一些肾着汤治咳喘或月经不正常的医案，延展非常广。脉有力的也能用，金匮病中许多处方的应用不需看脉。

二十六、心脏病

心脏瓣膜病变导致的心功能不全，首选木防己汤。

患者，男，73岁，全身乏力，口唇发绀，全身水肿，胃部胀满，不能走路，一走就喘。金匮病诊断为痰饮病。走路喘又叫喘满，满就是呼吸困难。口唇发绀，就是面色黧黑，胃胀就是心下痞坚。

处方：木防己汤。

防己 30 克　　生石膏 40 克　　桂枝 20 克　　人参 40 克

疗效：12 剂后病情明显缓解。

相关条文

膈间支饮，其人喘满，心下痞坚，面色黧黑，其脉沉紧，得之数十日，医吐下之不愈，木防己汤主之。(《金匮要略·痰饮咳嗽病脉证并治第十二》)

相关拓展

汉方实践中有许多真实的经验，都是值得我们学习的。木防己汤治疗心脏瓣膜病的经验是学习了汉方医学，特别是二尖瓣、三尖瓣的一些病变，要首先考虑到木防己汤。

看到心衰患者可以考虑以下几种情况。

第一，考虑少阴病的真武汤。我就用这个经方救活了很多患者，典型特征是脚肿。

第二，考虑升陷汤。上气不接下气，用升陷汤。

第三，考虑木防己汤。木防己汤其实很好辨认。心脏病发作的时候嘴唇发黑，叫发绀，心衰的患者不一定出现该症状，这是鉴别要点。若看到一个人脸黑，再看嘴唇也是乌黑乌黑的，特别是心脏病发作的时候，黑的很明显，这是缺氧导致的，用木防己汤。

木防己汤没有脉象要求。

贾海忠讲过一些木防己汤治疗心衰的经验，《汉方诊疗三十年》《医林改错》、余国俊的《师承之路》、黄仕沛的《经方亦步亦趋录》也可以学习借鉴一下。

心脏病听起来很可怕，但是经方可以把它变简单。此外，心律失常可以用炙甘草汤、升陷汤等；窦性心动过缓，麻黄附子细辛汤；冠心病需要病脉证治，脉无力首选补阳还五汤；如果心率忽快忽慢怎么办？用柴胡剂。不管是什么病，只要有矛盾现象，就可以用柴胡剂。把这个思维学会了，经方就好办了。

二十七、急性肾炎高血压

患者，女，53岁，自诉得了重感冒，眼胞肿，恶心，不想吃饭，脉有力。金匮病诊断为水气病之风水。

处方：越婢加术汤。

麻黄 6 克　　　生石膏 30 克　　　生姜 3 片　　　大枣 5 个　　　甘草 2 克

疗效：3 剂之后能吃饭了，眼也不肿了，血压正常。继服 5 剂，至今已 10 年多了，未再复发。

该患者是急性肾炎，如果到医院去，后果不堪设想。

相关条文

……风水，视人之目窠上微拥，如蚕新卧起状……风水恶风……越婢汤主之。(《金匮要略·水气病脉证并治第十四》)

相关拓展

1. 水气病的诊断。

2.肾病、高血压的治疗。

急性肾炎就是重感冒，患者觉得有点恶心，食欲不佳，自觉眼胞肿胀，有的肉眼就能看出来，有的需要患者叙述。此外，许多人会感觉手憋得慌，说明手部也有水肿。如何诊断风水？风水就是眼胞肿，这样就好诊断了。

眼胞肿多见于两种情况，第一，肾病；第二，有些人熬夜后就会眼皮肿，女性居多，但检查肾功能正常，这种情况不用治。

治疗风水有3个处方：越婢汤、越婢加术汤、防己黄芪汤。

急性肾炎阶段一般3剂症状消失，眼胞就不肿了，7~10剂就可以治好。如果到医院里面去治，基本都会用激素、输液，两三个月好了后出院，但很多患者半年左右变成慢性肾炎，从此开始漫漫求医路，甚至发展为尿毒症，透析换肾。有些病就是这样，如果没有误诊误治，疾病会好得非常快，误诊误治以后难度成倍增加。

原方中甘草的用量比较大，患者本来就水肿，量大了怕患者水肿加重，但这味药必须得用，可以把剂量调小一些。

不管哪一种类型的肾病高血压，首选越婢加术汤，效果很好。越婢加术汤对肾病的腹水效果也很好，门纯德老先生的书里面就介绍过这个经验，但越婢加术汤对肝硬化腹水没有效。大家还应学会心源性水肿、肾源性水肿、肝源性水肿的鉴别，有利于选方。

二十八、肝硬化腹水

患者，男，48岁，有乙肝史，生活饮食不注意节制，爱喝酒，尤其是白酒，每天都要喝七八两以上。后来确诊了肝硬化，再后来发展为肝腹水。肝硬化之后就戒酒了，可是病情还在发展。住过好多次医院，但病情逐渐恶化。这次又有腹水了，患者就不愿意住院了，想吃中药治疗。现腹胀，吃不下饭，口苦，大便干燥，舌红，苔黄。脉有力。

诊断：痞证。

处方：大黄黄连泻心汤。

大黄 10 克　　　黄连 6 克　　　黄芩 6 克

沸水泡 5 分钟，冲服。五苓散 5 克，每天 4 次。

疗效：用药后症状逐渐好转，食量正常，腹水也下降了。患者连吃 2 个月，症状消失。改方如下。

大黄 5 克　　　黄连 3 克　　　黄芩 3 克　　　葛花 3 克

枳椇子（粉碎）3 克

长期泡茶喝。

该患者常年喝酒，就是医圣讲的酒客。经常喝酒的人，生病后体内酒毒很多，最常见的就是湿热之毒。该患者用大黄黄连泻心汤之后，情况明显好转。

腹水消失后，改用治疗肝硬化的散剂，即硝石矾石散。火硝 0.5 克，皂矾 0.5 克。大麦煮粥，然后用大麦水冲服，每天 2 次，饭后服用，连用 6～9 个月。

肝硬化的问题，是痞证、腹胀、腹水，也是肝炎病毒、肝纤维化。

相关条文

膀胱急，少腹满，身尽黄，额上黑，足下热，因做黑疸……硝石矾石散主之。（《金匮要略·黄疸病脉证并治第十五》）

肝硬化以前很常见，现在少了，特别是新生儿注射乙肝疫苗后，肝病发生也会越来越少。这像越婢加术汤治疗急性肾炎，从源头上就把事情解决了，所以疫苗是西医的一大贡献。

肝硬化患者主要分两种情况，一种情况有腹水，另一种情况没有腹水。不管有没有腹水，患者最痛苦的症状不是疼痛，而是腹胀。肝癌也是这样，好多人没有治过肝癌，总认为肝癌主要是痛，其实肝癌主要是腹胀，胀得最后一口水都不能喝。腹水患者到医院住院治疗，一定会给他输液，但患者有腹水，针头一扎上去，患者就开始难受，啥时候把针一拔，患者就舒服了，说明不能输液。

肝硬化、肝硬化腹水两种病我都治过，开始想得很简单，用肝癌的方子去治疗发现不行，有的肝癌都治好了（肝癌患者好多都合并有肝硬化或肝硬化腹水，基本上80%的患者都有肝硬化），但肝硬化还不好，或发现能把肝硬化治好了，两对半却不转阴。由此可见，每个病都有其固有的特点和解决方案。

有一个肝癌患者，我给他治好肝癌以后，又让我治肝硬化。我很疑惑，认为其肝癌痊愈了，肝硬化也应该消失了，要求患者到医院进行检查，检查发现肝硬化确实还在。后来又把肝硬化治好了，再查两对半，却没转阴。每个病都需要专门去攻克。

现在肝硬化基本上已经攻克了，下面讲讲我的思路。

第一，我们认为肝硬化腹水是水，但医圣认为不是水，而是黑疸病。这是最根本的区别点，诊断依据是肝硬化患者的面色是黄里带着黑，黑里带着黄。疾病诊断错误，永远也治不好，一直在错误的地方转圈圈。

第二，肝硬化属于腹满病。腹满病篇一共有6个处方，从厚朴七物汤到大建中汤。

有些人仍效果不好，继续思考，最终发现还是有表先解表，表解再治痞。临床发现肝硬化一般很少有表证，没有表证，就先治痞证。

后来分析确定患者有痞证，以前是被患者误导了，忘了最重要的东西，患者腹部梆梆响不仅有腹满，还有胃胀，但患者不讲，一直说这儿胀那儿胀，其实是胃胀。不能喝水，不能吃饭，喝点水吃点饭就胀得不行，这就是痞证。痞证有9个处方，最常用的是大黄黄连泻心汤。注意该方不是煮的，得用泡法。另外，不要一开始就用十枣汤。许多肝硬化的患者前期都是肝炎，频繁喝酒后转化成肝硬化、肝癌，与酒有直接关系，处方里面加了解酒的葛花、枳椇子。

怎么解决肝纤维化？现在临床有2个纤维化的病，一是肺纤维化，二是肝纤维化。肺纤维化到最后呼吸衰竭致死，那肺纤维化能不能治好？其实是可以治好的。肝纤维化能不能逆转？现代医学说不能逆转，实践证明是可以逆转的，用什么逆转？用硝石矾石散。但我估计硝石矾石散是不能治肺纤维化的，只是解决肝纤维化的。

二十九、痔疮出血

患者，男，27 岁，痔疮出血，颜色鲜红，十分恐慌，用了痔疮栓之类还是出血。金匮病诊断为下血病。

处方：赤小豆当归散。

赤小豆 60 克　　当归 20 克

相关条文

下血，先血后便，此近血也，赤小豆当归散主之。（《金匮要略·惊悸吐血下血胸满瘀血病脉证治第十六》）

相关拓展

1. 痔疮之乙字汤。
2. 痔疮之补中益气汤。

痔疮患者一般是因为疼痛、出血就诊。治疗痔疮主要有 3 个方案：赤小豆当归散、乙字汤、补中益气汤（补中益气丸）。

大便完用纸擦的时候有血，这种情况用哪个汤？学习条文、处方，一定要找出它们最本质的特征，否则即使条文倒背如流，到临床还是一用就错。

下血篇第一个处方是柏叶汤。书里面写着，如果吐血不止，就用柏叶汤，保证你用了也不见效。只有找出柏叶汤应用的原理，找出柏叶汤治疗的是寒证出血，才能真正会用。把条文背下来也不会用，看一百个医案最后还是不会用，不可能会用，学习方法出了问题，费劲很大但效果很差。看人家用，一用一个准儿，到你这一用就不灵，偶尔碰好一两个治愈的，下次再碰到又不见效。

黄土汤治疗的是寒湿证。

赤小豆当归散治疗的是湿热证。

泻心汤治疗的是实热证。

掌握了这 4 个汤的典型特征，这 4 种类型的出血就会治了，而不是只有痔疮才能用。如赤小豆当归散，只要是湿热出血的都可以应用。

问答荟萃

问：芎归胶艾汤怎么用？

答：芎归胶艾汤治疗的是黑经。什么叫黑经？月经血块发黑，其实严格来说血块发黑有一部分可以用，有一部分不适用此方，但黑经是绝对能用。月经颜色是黑的，用芎归胶艾汤，成功率比较高。

三十、排气过多

患者，女，13 岁，不停排气，因此休学，四处治疗，其他均正常，检查也都正常。金匮病诊断为气利。

处方：诃梨勒散。

诃子 30 克，水煎服。

疗效：7 剂后痊愈。

相关条文

气利，诃梨勒散主之。(《金匮要略·呕吐哕下利病脉证治第十七》)

相关拓展

诃子与藏医。

患者放屁多，临床上也常碰到，应用诃子治疗就行了。

三十一、瘀血、闭经

患者，女，29 岁，闭经 8 个月了，用了许多办法，月经始终未复。

腹诊右少腹压痛，脉有力。金匮诊断为肠痈病。

处方：大黄牡丹汤。

大黄 8 克　　牡丹皮 9 克　　桃仁 9 克　　冬瓜子 30 克　　芒硝 6 克

疗效：3 剂后大下血块儿，随之闭经结束。

相关条文

肠痈者，少腹肿痞，按之即痛如淋……大黄牡丹汤主之。(《金匮要略·疮痈肠痈浸淫病脉证并治第十八》)

相关拓展

1. 肠痈病诊断。

2. 男性急性前列腺炎，男科急性炎症。

3. 妇科急性炎症。

该患者尽管表现为闭经，但用腹诊的方法诊断，最后确诊的是肠痈病。学会腹诊以后，可以明确地知道是否该用大黄牡丹汤，没有压痛不该用这个方的时候绝对不能用，该用的时候用上了效果较佳。此外，大黄牡丹汤还可以治疗男性的急性炎症和妇科的急性炎症，前提是腹诊时患者右下腹有压痛。

三十二、上火

患者，女，30 岁，动不动就上火，吃一点儿辣椒也上火。基本不敢在外面吃饭，在家吃几粒瓜子也上火，看到别人吃零食眼馋的受不了。腹诊脐下压痛。

处方：下瘀血汤。

大黄 4 克　　桃仁 9 克　　土鳖虫 6 克

蜂蜜、黄酒煎。

疗效：3 剂之后，开始下血块儿，血块儿排出之后，再也没有动不动就上火的情况了。

相关条文

产后腹痛，法当以枳实芍药散，假令不愈者，此为腹中有干血著脐下，宜下瘀血汤主之，亦主经水不利。（《金匮要略·妇人产后病脉证治第二十一》）

相关拓展

1. 痛经和崩漏。
2. 狂犬病。

临床上会经常碰到容易上火的患者，吃啥都上火，动不动就上火，后来通过腹诊发现爱上火的人很多是下瘀血汤证，这个经验对网诊很有帮助。患者如果表示不能吃补药，一吃补药就上火，这个时候可以考虑下瘀血汤。有患者说平时爱上火，更多的人会说不能吃补药，这种情况很容易误诊为身体虚不受补，其实是诊断错误，应该用下瘀血汤。

三十三、容易紧张

患者，女，13 岁，有考前综合征，平时学习特别好，就是怕考试，一考试就考砸。问她原因就是紧张，紧张得手心里都是汗，答题时手都不停地颤抖。经询问，没有其他症状。

处方：甘麦大枣汤。

甘草 10 克　　淮小麦 250 克　　大枣 10 个

疗效：20 剂之后，不紧张了。

相关条文

妇人脏躁，喜悲伤欲哭，象如神灵所作，数欠伸，甘麦大枣汤主之。（《金匮要略·妇人杂病脉证并治第二十二》）

相关拓展

1. 爱哭。

2. 不停打哈欠。

3. 痛到哭起来。

紧张也是临床常见症状，有几种情况：经前紧张综合征，月经来前各种不舒服，也叫经前紧张；考试紧张，不能考试，一进考场就吓坏了，考驾照还有晕倒的；还有的人无缘无故地紧张。这些症状都可以用甘麦大枣汤，这是刘保和先生的经验。我用过很多次，效果很好。淮小麦可以随便用，就是平时吃的小麦，不要去皮就行，量大点好。大枣不用去核，要掰开，喝了就不紧张了。

甘麦大枣汤还可以治疗爱哭。一些老年人动不动就哭，说着话就流泪，用甘麦大枣汤，疗效非常确切。不到 7 天爱哭的情况就消失了，爱打哈欠也可以用甘麦大枣汤。

这些虽然是临床小经验，但是能解决大问题。

医案医论

一、妇产科病

1. 崩漏

患者，女，30多岁，最近几个月月经来了止不住，时多时少，淋漓不尽，全身乏力，气短，面色苍白，不想吃饭，一派虚象，此外还有黑血块。

诊断：气血虚型崩漏。

处方：黄芪、当归、桑叶、三七，这是傅青主的经验，再配合芎归胶艾汤。

疗效：吃了3天后出血停止。1年后复发，用原方5天再次解决。

2. 痛经

刘某，女，21岁。从14岁开始出现痛经，每次月经伴随腹部疼痛难忍，大汗淋漓，喜欢按着肚子，吃凉东西后疼痛加重，用热水袋捂暖后疼痛减轻，纳稍差，饭量小。每次都要吃止痛片才行。芤脉，脉无力。芤脉，可以确诊为虚劳病，虚劳病条文里，腰痛是金匮肾气丸，腹中痛是小建中汤。

诊断：虚劳病。

处方：小建中汤。

疗效：服用当天疼痛明显减轻，继续用药20剂。以后每次来月经时吃5剂，其他时间不吃药，共服用5个周期，痛经消失。

临床上痛经患者很多，根据调查，一半的女性有不同程度的痛经，其中有20%的痛经需要治疗。

虚劳里急，悸，衄，腹中痛，梦失精，四肢酸疼，手足烦热，咽干

口燥，小建中汤主之。(《金匮要略·血痹虚劳病病脉证治第六》)

切记，小建中汤必须用饴糖。

3. 产后风

患者，女，41 岁，产后坐月子期间生气，然后出现头痛，四肢冰凉，怕冷，穿很厚的衣服也不行，一年四季睡觉都开着电褥子，面色青黄。做了好多检查都没查出异常，用过艾灸，吃过火神派处方，附子最多用到 60 克，用药后病情不缓解，反而增加了口渴的症状。

到各地治疗都说是产后风，用过十全大补丸、归脾丸，平时保健品也吃过很多，各种补法，但都没有效果。

患者怕冷的症状一直在加重，到最后几乎不能出门了。由于看病花钱，家庭矛盾也很多。见面后患者不停地哭泣，一直问能不能治好，多长时间能见效。我把脉后，发现脉象居然是有力的，说明患者是实证，万万不能再补了，就要求患者把药物全部停掉，包括艾灸也不可以。舌质红，舌苔干燥，这是热证。我的天，她怕冷到了极点，居然是热证！经过病脉证治，诊断为四逆散证。

病：少阳病。

脉：脉有力。

证：四肢凉。

治：四逆散。

疗效：半个月后痊愈。

该患者是郁热在里的四逆散证。中医治病，关键是诊断！

4. 多囊卵巢综合征

患者，女，37 岁，多囊卵巢综合征 3 年多，肥胖，月经三四个月才来一次，而且量很少，面部痤疮，腹部憋胀难受，大便有点干，脉有力。

根据脉诊和腹诊，诊断出有瘀血，确定处方为桂枝茯苓丸合当归芍药散、抵当汤、桃核承气汤。

疗效：服药后肚子疼痛，随之去厕所，大便 3 次，经阴道排出很多血块，浑身出汗，顿感舒服。瘀血排出后，又随证调理身体，半年后月经恢复正常，体重也下降了十几斤。

5. 乳腺增生

患者，女，36 岁，乳腺增生，经前乳房胀痛，口苦，爱叹气，胸闷，脉有力，大便不干。

伤寒病病脉证治：

病：少阳病。

脉：脉有力。

证：口苦。

治：小柴胡汤。

金匮病病脉证治：

病：胸痹病。

脉：脉有力。

证：乳房痛。

治：瓜蒌薤白半夏汤。

处方：小柴胡汤合瓜蒌薤白半夏汤。

疗效：7 剂愈。

6. 黑经

患者，女，16 岁，学生。本次月经第 3～5 天量大，后淋漓不尽，已经 40 天，量少，颜色发黑，但漏下不止，已经有贫血的症状，用云南白药无效。除此之外，无其他症状。

处方：芎归胶艾汤。

疗效：服药后当天出血停止。共用 5 剂，以后月经正常，未再出现淋漓不止的现象。

诊断要点：黑经就是芎归胶艾汤。

7. 子宫下垂

患者，女，56 岁，子宫下垂，用补中益气丸无效。不怕冷，不怕风，口不苦，大便黏，大便次数多，怕热。舌质很红，舌苔黄腻，脉有力。

诊断：阳明病。

处方：葛根芩连汤。

疗效：患者吃药后症状逐渐减轻，共服用 15 天，舌不红了，舌苔薄白，脉无力，改用补中益气丸，服用 1 个月后，子宫脱垂痊愈。

二、皮肤科病

1. 粉刺医案

患者，女，30 岁，下颌部粉刺。

处方：柴胡加龙骨牡蛎汤合下瘀血汤。

疗效：复诊时粉刺几乎不见了，改为柴胡加龙骨牡蛎汤合当归芍药散。

患者，男，19 岁，大学生。初中时就有粉刺，一直未重视，现在考上了大学，想解决面部问题。

不怕冷，头不痛，不怕风，排除太阳病。口不苦，排除少阳病。脉有力，确诊为三阳病。怕热，面红，是阳明病外证。大便干，脉有力，是阳明病里证。腹诊有桂枝茯苓丸证。

处方：白虎汤合桂枝茯苓丸、大承气汤。同时忌吃辣椒、火锅等辛辣食品，不要熬夜。

疗效：患者服药后大便顺畅，3 天后粉刺顿减，10 剂后痊愈。

这个病案再次说明，实证见效快，疗效好。

粉刺在年轻人中很常见，采用病脉证治效果很好，需要注意的是，许多人合并瘀血，大便干的更常见。面部红色病变，首先考虑阳明病。不少患者是阳明外证、阳明里证同时存在。治疗顺序可以先用白虎汤解外，再用大承气汤清里热，也可以白虎汤合大承气汤一起用。瘀血剂根据腹诊选处方，脉有力和脉无力必须分清楚。

2. 寒冷型荨麻疹

患者，女，42 岁。患慢性荨麻疹十几年了，每次天气寒冷或碰冷水后就会发作，白天轻，夜里重。用了很多外用药，有效，但就是不能停。

脉无力，是虚证，首先考虑三阴病。手脚冰凉，时间很长，是厥阴病。吃凉东西无不适。纳眠可。再根据腹诊脐右压痛，确定当归芍药散。

病：厥阴病。

脉：脉无力。

证：手脚冰凉。

腹诊：脐右压痛。

治：当归四逆加吴茱萸生姜汤合当归芍药散。

加黄酒同煎。

疗效：当天见效，20 天后手脚温暖，荨麻疹痊愈，改用乌鸡白凤丸善后。2 年后介绍其他患者来治疗时，告诉我未再复发。

3. 带状疱疹

患者，男，45 岁，腰痛 5 年。检查均无异常，就是腰部疼痛，疼痛严重时哭天喊地。用了各种方法治疗，都是开始有效，但后续效果不佳。找到我时我也感到很奇怪，反复询问病史，第一次出现腰痛是因为感冒，感冒好了后开始腰痛，舌苔腻。

我反复思考，疼痛剧烈符合神经性疼痛的特点。痛在腰部，会不会是带状疱疹后遗神经痛呢？我治过一些带状疱疹后遗痛，疼痛特点和他的一模一样。经过询问，他从来没有得过带状疱疹。后考虑患者本来是腰部带状疱疹，结果按感冒治疗之后，带状疱疹没有发出来，而直接演变成带状疱疹后遗症，处方如下。

全瓜蒌 80 克　　薤白 25 克　　半夏 25 克　　红花 6 克
甘草 6 克

疗效：患者服药后，大便 3 次，都是稀便夹杂黏液，疼痛顿减。显然诊断正确，该患者就是带状疱疹后遗神经痛。共服药 18 天，痊愈。

4. 皮炎医案

我有一个亲戚，面部皮炎，脸热，怕阳光，找我治疗，但当时她不想吃药，于是我用小柴胡汤加味煮水后让她外敷，没想到用药后病情严重，面部红肿痒痛，我也不知道问题出在哪里，只好让她去其他地方治疗。这是我第一次失败。

后来又治疗一例，中年女性，激素依赖性皮炎，怕太阳，面部红痒，用了柴胡剂后病情加重。我经过详细分析，最后确认患者是阴虚。

前段时间又看了两例，都是女性，45 岁左右，脉无力，脸热，面部皮炎，我让她们服用坤泰胶囊补阴虚，1 周后效果显著。

患者，女，20 岁，化妆品过敏，激素依赖性皮炎，脸红，脸痒，脉无力，太阳晒后加重。

诊断：少阴病虚热证。

处方：黄连阿胶汤。

疗效：18 天痊愈。

疾病是可以治好的，有时需要总结经验教训，找到问题的关键。

5. 鱼鳞病

患者，女，39 岁，双下肢皮肤粗糙，和鱼鳞差不多，干燥，四处治疗，效果不佳。后来逐渐增厚，皮肤变硬，就乱涂药膏，结果还是无效。我诊断为肌肤甲错。经询问患者不咳嗽，不吐脓痰，不吐血，排除肺痈病；患者也不是芤脉，排除了大黄䗪虫丸。右少腹压痛，脉无力。

处方：薏苡附子败酱散。

薏苡仁 30 克　　黑附子 5 克　　败酱草 15 克

疗效：患者服药半个月后症状逐渐改善，共服用 2 个月，治愈。

6. 白癜风

患者，男，21 岁，大学生，口唇白癜风。起初比较小没在意，最近压力大，白斑变多增大，遂压力更大，心情烦躁，睡觉吃饭都差。脉有力，精神状态差。

处方：柴胡加龙骨牡蛎汤。

疗效：患者服药半个月后，心情睡眠改善，又改用柴胡加龙骨牡蛎汤加减，加乌梅、郁金、木瓜、香附，继服半个月，效果明显，白斑大部分消退。

分析：压力增大之后，白斑增大，说明要疏肝。

7. 黄褐斑医案

患者，女，黄褐斑。白带多，清稀，无其他症状。

处方：傅青主完带汤。

苍术 30 克　　白术 30 克　　陈皮 6 克　　人参 6 克
车前子 9 克　　菟丝子 9 克　　荆芥穗 3 克　　柴胡 3 克

白芍 6 克　　　　甘草 4 克　　　　山药 30 克

疗效：5 剂后白带消失，上方配合三七粉 3 克冲服，继服 2 个月，黄褐斑痊愈。

8. 背部痤疮

患者，男，18 岁，背部痤疮明显，面部也有，脉有力，轻易不出汗。背部病变，葛根剂；脉有力，实证；不出汗，麻黄剂。

处方：葛根汤。

疗效：8 剂愈。

9. 湿疹

患者，男，26 岁，胳膊上起湿疹，非常痒，甚至需要掐到流水才觉得舒服点，肥胖，皮肤白，爱出汗，平时比较懒。我问他，阴雨天湿疹会加重吗？他回答是的，阴雨天痒得更严重。

该患者金匮辨病首先辨为湿病，其次懒惰相当于身体沉重，身重，又爱出汗，最后处方防己黄芪汤。

病：湿病。

脉：脉无力。

证：阴雨天加重，身重，汗出。

治：防己黄芪汤。

疗效：服药 30 天后，湿疹痊愈。

三、肝胆脾胃肠病

1. 胃胀

赵某，女，46 岁，小三阳。饭后腹胀，疲乏无力，食欲不振，大便稀溏，放屁多，睡眠不好。

诊断：痞证。

处方：甘草泻心汤加减。

疗效：去渣再煎，7 剂见效。共服 14 剂，腹胀消失，睡眠好转，肝功能正常，但乙肝两对半未转阴。患者想解决乙肝两对半阳性的问题，我让她等患感冒发热之后再来找我吃中药治疗。

2. 慢性胆囊炎

患者，男，52岁，慢性胆囊炎。右腹部疼痛，恶心，不想吃饭，口苦，大便干，脉有力。脐左侧压痛，心下压痛，选桂枝茯苓丸合小陷胸汤。

病：少阳阳明合病。

脉：脉有力。

证：口苦，大便干。

治：大柴胡汤。

最后处方：大柴胡汤合桂枝茯苓丸、小陷胸汤。

疗效：5剂症状大减，15剂痊愈，检查正常。

3. 肝硬化

患者，男，68岁。曾因肝硬化腹水住院治疗，22天后出院。出院后不想吃饭，不能吃油腻，一点点油也不能吃，吃了就恶心难受，不能吃肉，体重迅速下降。为了增加食欲，医院给开了好几种药，但患者吃了后食欲更差，我让他先停药。

患者脉无力，是虚证；精神差，是少阴病，附子剂；不能吃油腻，舌苔淡白，是太阴病。

诊断：太阴病少阴合病。

处方：附子理中丸。

疗效：患者吃了5天后饮食基本恢复正常，可以吃肉了，原方不变，继服巩固疗效。

4. 肝硬化腹水

患者，男，45岁，肝硬化腹水。目前症状是腹胀，口干舌燥，腹大，肚子咕噜咕噜响，大便干燥，吃饭基本可以，心口按诊有压痛。

患者属于腹满病，心口有压痛，用大柴胡汤合大承气汤。肚子咕噜咕噜响，是有痰饮，大便干，口干舌燥，用己椒苈黄丸。并且脉有力，最后处方大柴胡汤合大承气汤、己椒苈黄丸。

疗效：吃药3天后，患者下利3次，随之小便量大增。继续用药一段时间，腹水消退大半，脉无力，改为八补二攻疗法，症状消失，然后又吃丸剂巩固。

5. 胃炎

患者，女，胃炎多年，胃胀，胃部坚硬，脉沉。腹诊时胃部哗哗响。

诊断：水饮病。

处方：枳实、白术、茯苓、神曲。

疗效：半个月后胃胀消失，意外的是体重也减轻了 3 千克。患者要求继续吃药，考虑到所用药物药性平和，故让她坚持吃药。患者居然连续吃了 3 个月，最后成功减肥 9 千克。

患者，女，胃胀，胃里不舒服。

诊断：水饮病。

处方：枳实、白术、鸡内金、当归。

疗效：服药 20 天后，症状消失，体重下降 4 千克。

水胖患者需用利水的方法，效果明显。

6. 胆汁反流性胃炎

江某，男，42 岁，胆汁反流性胃炎 6 年多。以前经常吃西药，长久用药后效果不好了，改吃中成药，有时管用有时又无效，后来就吃中药，总之不停地检查治疗。现烧心，恶心，口苦，胃胀，胃痛，不想吃饭。舌红，舌苔黄，脉有力，大便干。

烧心属于栀子豉汤证。口苦，脉有力，大便干，少阳阳明合病，大柴胡汤证。腹诊脐左侧压痛，桂枝茯苓丸证。

处方：大柴胡汤合桂枝茯苓丸、栀子豉汤。

疗效：5 剂症状明显改善，共服用 15 剂，症状基本消失。

胃病烧心是常见症状。时方里最出名的是左金丸，方中吴茱萸一，黄连六，效果很明显。从经方来讲，烧心就是心中疼热，厥阴病用乌梅丸；心中懊恼用栀子淡豆豉；有酒疸的用栀子大黄汤。

我个人觉得，熟练掌握上面的类型，一般的烧心问题就能解决了。特别是平时爱喝白酒，得了胆汁反流性胃炎，可以首选栀子大黄汤，栀子、淡豆豉、大黄、枳实，用后效果很好。

7. 反流性胃炎

患者，男，58 岁，反流性胃炎，主诉是烧心，吐酸水，十几年了一直没有治愈，服用奥美拉唑有效，但不能根治。

患者脉无力，是虚证。手脚凉，是厥阴病。烧心，吐酸水，是心中疼热。因此，该患者属于典型的厥阴病，属于厥阴病里的乌梅丸。

诊断：厥阴病。

处方：乌梅丸。

乌梅 60 克	细辛 3 克	干姜 5 克	黄连 6 克
当归 2 克	黑附子 3 克	川椒 2 克	桂枝 3 克
人参 3 克	黄柏 3 克		

疗效：服药半个月后症状消失。嘱患者饮食规律，清淡饮食，后未再复发。

患者吐酸水，烧心，并不能确定就是胃酸过多，有些萎缩性胃炎患者也会烧心、吐酸水。既然烧心、吐酸水和胃酸多少没有关系，那么我们治疗反流性胃炎时就不用考虑这个因素，直接病脉证治，正确处方，完全可以治愈。有人说烧心、吐酸水不能吃酸味药，不能吃山楂、乌梅等，这是错误的。

8. 糜烂性胃炎

患者，女，46 岁，慢性糜烂性胃炎。胃痛，吐酸水，吞酸，四联疗法无效，服用过很多胃药效果均不佳。脉无力，手脚凉，吃了凉东西难受，吃了辛辣食物也难受，睡眠可，精神可，口渴，口苦，心烦，大便次数多，大便稀。

病：厥阴病。

脉：脉无力。

证：手脚凉，心烦。

治：乌梅丸。

处方：乌梅丸加减。

疗效：5 天后症状消失，又吃了 20 天巩固，未再复发。

9. 慢性菌痢

一位老年人，慢性菌痢，大便脓血，西医治疗无效，找中医后按湿热治疗效果不佳。下肢冷，平时喜欢吃热饭，吃凉东西后肚子痛，舌质淡胖。这是明显的寒证。

诊断：少阴太阴合病。

处方：附子理中汤加薏苡仁。

疗效：很快治愈。

10. 便秘

患者，男，50多岁，从20多岁时开始便秘，用了好多通便药，开始有效，用一段时间就无效了，然后再换其他药，后来大便就越来越困难了。到最后每次大便都像如临大敌，严重影响了生活和工作。第一次是网诊，我也给了建议，用过无效，后来他就下决心来面诊了。

六经问诊，没有太多有价值的信息。腹诊发现患者耻骨上有压痛，这是抵当汤证。把脉后发现是芤脉，可以确诊为虚劳病了。虚劳病显然不能用抵当汤，也不能用抵当丸。那么应该用哪个处方呢？答案是大黄䗪虫丸。我让患者停用其他通便药物，服用北京同仁堂生产的大黄䗪虫丸，蜂蜜水送服，服药后喝黄酒两盅。

疗效：患者服用后当天见效，继续服用，一直有效。吃了1个月后，为了验证效果，患者停药5天，大便仍然可以很顺利地每天1次。患者坚持服用4个月，改为间断用药，又吃了1年左右。现停药2年多了，未再便秘。身体也明显强壮了，甚至比年轻时还有精神。

11. 腹胀

患者，男，52岁，腹胀多年，检查都正常，用了很多方法治疗都无效，大小便正常，睡眠正常，吃饭正常。舌苔水滑，诊断为水分病。询问得之，从年轻时就超级爱喝茶，因此肯定有茶毒。

茯苓9克　　荷叶6克　　枇杷叶4克

煮水代替茶水，茶水停用。

疗效：7天后腹胀消失，舌苔也不水滑了。嘱患者以后减少喝茶的量，适量即可。

12. 小三阳

患者，女，32 岁，乙肝小三阳，无症状，我反复问了好几次，真的是什么症状都没有，只有根据舌苔和脉象来治病了。患者舌苔很少，接近无苔，脉无力，是虚证。

处方：一贯煎加白芍。

疗效：小剂量，吃了 1 个月。中间停药 2 个月，化验后居然转阴了，太令人意外了。

13. 胃病

患者，女，20 多岁，慢性胃病，越来越严重，到最后什么饭都不能吃了，吃了就难受，身体逐渐消瘦，已经瘦到皮包骨头了。能做的检查都做了，诊断是胃炎，偏偏什么药都不见效。几经打听，听说我善于治疗疑难怪病，前来求诊。

患者脉无力是一定的，已经到弱不禁风的地步了，要不是有西医的输液维持，估计早就不在人世了。她妈妈不停地哭，让人心酸。但看这个样子，单纯依靠输液也很危险。患者怕热，不喜欢喝热水，只想喝冷水，显然是虚热。

处方：啤酒，停用一切药物。如果啤酒能喝下去，液体可以停用。

家属已经没有任何办法了，为了保险起见，又输了 3 天液。奇怪的是，患者喝了啤酒胃里一点也不难受，于是，天天喝啤酒，每天能喝十几瓶。患者不输液，也不吃药、吃饭，就这样喝了 1 个月，胃病好了，恢复饮食。

患者，男，39 岁，慢性胃病多年，怕冷，吃了凉东西难受，吃了很多胃药都有效，但就是不能根除，平时吃了硬东西就胃痛。

患者脉无力，舌淡苔薄白，我让他以前的治疗方案不变，另外，每顿喝 1 两白酒。患者听了很开心，他以前酒量是半斤，自从得胃病后就戒酒了，现在我让他喝酒，非常高兴。喝了白酒后，胃痛不加重。患者只每天晚上 1 两白酒，1 个月后胃病痊愈了，幽门螺杆菌也没有了。

我的经验是，胃病患者喝酒后病情加重的，不能喝酒；喝酒后病情减轻的，可以喝酒。胃热喝啤酒；胃寒喝白酒。另外，以前酒量很小的，对酒精过敏的患者，治疗时不能喝酒。

14. 胃痛

患者，女，胃痛，胃里鼓了个疙瘩，质硬，自己揉按后疙瘩无变化，担心是癌症。舌苔黄腻，脉滑有力，这是实证，小陷胸汤主之，先吃中药治疗。

全瓜蒌 80 克　　黄连 6 克　　半夏 20 克

疗效：吃药后大便泻黏痰，疙瘩变软、变小，继续吃了 1 周疙瘩消失。可惜的是患者没有做过胃镜，不知道西医的确诊结果。

患者，女，胃痛，胃里有时候会鼓疙瘩，排气后会消失，揉按后会移动，胃镜结果是浅表性胃炎。舌苔淡，脉无力，这是虚证，按腹满治疗。

处方：大建中汤。川椒、干姜、人参、饴糖。

疗效：3 剂痊愈。

上述两例都是胃里有疙瘩，第一个患者应该是痰疙瘩，第二个患者应该是气疙瘩。

15. 习惯性便秘

患者，女，36 岁，习惯性便秘，平日经常用酚酞片、麻仁润肠丸、番泻叶等通便，效果越来越差，想吃中药治疗。脉无力，芤脉，腹部无压痛。

诊断：虚劳病便秘。

病：虚劳病。

脉：芤脉。

证：大便有问题。

治：小建中汤。

疗效：当天见效，持续服用 1 个月，恢复正常大便，以后未再复发。

16. 食管炎

患者，男，38 岁，食管炎。食管疼痛，吞咽困难，检查排除了食管癌，确诊为食管炎。患者没有明显地怕热，也没有明显地怕冷，不口苦，大小便正常，就是胃里难受，有胃病，时嗳气，脉无力。

诊断：痞证。

处方：旋覆代赭汤。

| 旋覆花（布包）9克 | 炙甘草9克 | 人参9克 | 生姜3片 |
| 代赭石9克 | 半夏9克 | 大枣3个 | |

疗效：8剂愈。

17. 烧心

患者，女，53岁，烧心，反酸，脉有力，不怕冷，口苦，口渴，大便干，腹胀。

病：少阳阳明合病。

脉：脉有力。

证：口苦，大便干，腹胀。

治：大柴胡汤合桂枝茯苓丸。

疗效：服药半个月后，症状消失。

18. 肝炎

患者，男，26岁，慢性乙肝。肝区经常疼痛，口苦，口干，不想吃饭，休息差，大便黏，胃胀，舌苔黄微腻，一只手脉有力，另一只手脉无力，吃了凉东西难受。

诊断：痞证。

处方：半夏泻心汤。

疗效：共吃20天，症状消失，化验肝功能恢复正常，停药。嘱患者忌酒，忌鸡肉。

19. 胃息肉

患者，男，胃息肉。平时爱喝白酒，舌质红，舌苔黄腻，脉有力。

诊断：湿热型息肉。

处方：龙胆泻肝汤加薏苡仁、乌梅、僵蚕。

疗效：3个月后复查，息肉消失。

患者，女，胃息肉，合并反流性胃炎，口苦，不想吃饭，脉无力，舌质淡白，舌苔水滑，怕冷，

诊断：寒湿型息肉。

处方：柴胡桂枝干姜汤合当归芍药散加乌梅、僵蚕。

疗效：3个月后复查，息肉消失。

息肉的产生和湿邪有密切关系。湿热证必须清热利湿；寒湿证必须散寒祛湿；也有寒热错杂类型的，可以考虑乌梅丸。

20. 多发性息肉

患者，女，45岁，河北省人，胃肠道多发息肉，烧心，口渴，上半身热，下半身冷，口苦，大便黏，一只手脉有力，另一只手脉无力。

诊断：少阳厥阴合病。

处方：大柴胡汤合乌梅丸。

疗效：10天见效，共用3个月，息肉消失。

21. 胆囊息肉

现在息肉患者越来越多，除了病脉证治选对处方外，还可以加上消息肉的专药乌梅、僵蚕、威灵仙。

患者，男，胆囊息肉，不想手术。

病：太阳少阳合病。

脉：脉有力。

证：怕风，怕冷，爱出汗（太阳病桂枝剂），口苦（少阳病柴胡剂）。

治：柴胡桂枝汤。

处方：柴胡桂枝汤加乌梅、僵蚕、威灵仙。

疗效：共服药48天，症状消失，检查息肉也消失了。

四、咳嗽喘肺病

1. 支气管哮喘

患者，男，56岁，支气管哮喘，怕冷，天冷病情发作或加重，每天要喷3次药，要不然嗓子就会响。脉有力，口苦，大便不干。

伤寒辨病是少阳病，金匮辨病是上气病。

伤寒病病脉证治：

病：少阳病。

脉：脉有力。

证：口苦。

治：小柴胡汤。

金匮病病脉证治：

病：咳而上气病。

脉：脉有力。

证：嗓子响。

治：射干麻黄汤。

处方：小柴胡汤合射干麻黄汤。

疗效：用药 7 天后不再用喷剂，调整处方为附子理中丸合金匮肾气丸善后。

2. 喘证

患者，男，49 岁，咳嗽，喘，无痰，脉有力，口苦，大便干，腹诊脐左侧压痛，桂枝茯苓丸证。

病：少阳阳明合病。

脉：脉有力。

证：口苦（少阳病），大便干（阳明病）。

治：大柴胡汤合桂枝茯苓丸。

疗效：10 剂后喘止。

患者没有痰，要看舌苔，如果舌苔腻，说明是肺里有痰，但是吐不出来；如果舌苔不腻，说明没有痰，这时患者往往会有瘀血。

瘀血类型：大柴胡汤证时，多是桂枝茯苓丸。柴胡桂枝干姜汤时，多是当归芍药散。

五、痛证

1. 腿筋痛

患者，男，60 岁，腿痛，不能弯腿，自己描述筋痛。

处方：芍药甘草汤。

疗效：1 剂后诉疼痛减轻一半，有点怕冷，改处方为芍药甘草附子汤。

2. 颈椎骨质增生

患者，女，43 岁，颈椎骨质增生。颈部活动不利，爱出汗，怕风，怕冷，大便正常，口苦，口干，舌苔干燥。

病：太阳少阳合病。

脉：脉有力。

证：怕风，怕冷，爱出汗（太阳病），口苦（少阳病）。

治：柴胡桂枝汤。

腹诊：当归芍药散证。

处方：柴胡桂枝汤去半夏加天花粉合当归芍药散，白芍增加用量，再加葛根。

疗效：服药 25 天后，症状消失。

患者舌苔干，说明缺水，故加天花粉，加大生白芍用量。

3. 脚跟痛

患者，男，69 岁，脚跟痛 5 年了。贴膏药、泡脚、按摩、针灸等均无明显疗效，反正就是痛。怕冷，夜里小便次数多，芤脉。

病：虚劳病。

脉：芤脉。

证：小便不利。

治：金匮肾气丸。

疗效：吃了 3 盒，脚跟不痛了。

这是肾虚脚跟痛，也叫虚劳脚跟痛。

患者，男，37 岁，公务员，行走时脚跟疼痛半年多，按摩、针灸、理疗、膏药都有轻微疗效，但不能真正解决问题，而且还有加重的趋势。患者芤脉，诊断为虚劳病；小便次数多，诊断为金匮肾气丸证。

病：虚劳病。

脉：芤脉。

证：小便不利。

治：金匮肾气丸。

疗效：每次 12 丸，每天 3 次，服用半瓶后疼痛顿减，共吃 2 瓶，疼痛消失。

4. 类风湿

患者，女，19 岁，低热 3 年，类风湿因子阳性。肘关节红肿热痛，阴雨天加重，下午低热，舌质红，舌苔腻，口苦，大便干，脉有力。这是湿热。阴雨天加重，下午低热，是日晡所剧者。

诊断：湿病。

处方：麻杏薏甘汤。

根据伤寒病病脉证治诊断为大柴胡汤证，腹诊诊断为桂枝茯苓丸证。最后处方为大柴胡汤合桂枝茯苓丸、麻杏薏甘汤。

疗效：2 个月痊愈。

5. 脊髓病

脊柱病的治疗，医生不能只盯着背部脊柱，要看看腹部，进行腹诊。记得有一个很瘦的女孩子，一看就是贫血面容，精神很差。在大医院说是脊髓病变，很罕见的疾病，我没有记住病名。脊柱无法活动，二便失禁，非常痛苦，用激素后症状有所缓解，但还是不行。患者心中的痛苦可想而知。

脉是芤脉，是虚劳病。虚劳病，大小便失禁，选用黄芪当归建中汤。这是病脉证治的结果。

处方：黄芪当归建中汤。

我给患者做了腹诊，发现患者腹直肌痉挛，非常紧张。这引起了我的思考，患者应该是腹直肌紧张，然后牵拉脊柱，导致无法正常活动。也就是说腹直肌紧张是病因，脊柱无法活动是病果。

疗效：患者服用黄芪当归建中汤后，病情逐渐缓解，半年后可以生活自理，自主活动，大小便也恢复正常。

该患者如果早点使用黄芪当归建中汤，病情应该就不会严重到如此程度了。

6. 坐骨神经痛

患者，男，47 岁。左侧坐骨神经痛半年了，疼痛越来越严重，平时怕冷，又大便干燥，一只手脉有力，另一只手脉无力。

脉有力，大便干，阳明病，大黄剂。脉无力，怕冷，少阴病，附子剂。

诊断：阳明少阴同病。

处方：大黄附子汤。

疗效：服药后大便五六次，疼痛顿减，一共吃了半个月，疼痛消失。

患者，男，35岁，坐骨神经痛1年，针灸理疗按摩都有效，就是不能根治。行动不方便，影响工作。不怕冷，不怕风，口不苦，大便不干，爱出汗，口渴，想喝冷水，脉大有力。

诊断：阳明病。

处方：白虎加人参汤。

疗效：3剂后疼痛消失，继服7剂巩固。

7. 肩周炎

患者，男，43岁。右肩膀疼痛，抬不起来。排除了糖尿病、肺癌、类风湿、痛风等疾病，确诊为肩周炎。用过好多方法，吃了很多中药，见效甚微，不能解决根本问题，患者心里很着急。肩膀怕风怕冷，容易出汗，胸胁苦满，大便干燥，脉有力。

诊断：三阳合病。

处方：柴胡加龙骨牡蛎汤。

疗效：5剂后疼痛减轻八成，又吃10剂，疼痛全消。

患者，女，50岁，左肩周炎，疼痛无法劳动，我让她吃中药，她说以前吃得太多了，也没有治好，反而闻到药味就恶心。这该怎么办呢？得知她肩部怕冷，怕风，让她用电吹风疗法。每天晚上睡前用热风吹疼痛处10分钟，局部出微汗就可以了，注意保暖。

疗效：3天后，疼痛霍然消失。

患者，女，47岁，左肩关节疼痛，不能干活，诊断为肩周炎。容易出汗，怕风，怕冷，口苦，大便正常，脉有力。

病：太阳少阳合病。

脉：脉有力。

证：易出汗，怕风怕冷（太阳病），口苦（少阳病）。

治：柴胡桂枝汤，同时配合局部吹风机疗法。

疗效：5天痊愈。

8. 腰椎间盘突出医案

患者，女，37岁，腰痛，腿痛，到医院检查诊断为腰椎间盘突出。针灸、理疗、按摩、膏药等方法只可暂时缓解疼痛，医院建议做手术，患者不愿意，想用中药解决。

患者服用过许多处方，如阳和汤、独活寄生汤、附子汤、桂枝芍药知母汤等，都是似效非效。仔细询问得知，患者发病前有生气史，胸胁苦满，目前除了腰腿痛，叹气，还伴有头晕心烦，舌淡苔白，脉细无力。这是典型的厥阴病。

诊断：厥阴病。

处方：柴胡桂枝干姜汤合当归芍药散。

疗效：5剂疼痛减轻，继服15剂疼痛消失，改服逍遥丸善后。

有个年轻的男子突然腰痛，痛得受不了，此外无其他症状，到医院检查CT显示腰椎间盘突出。住院7天，期间选用输液、理疗、针灸、按摩、止痛药等多种治疗方法，始终收效甚微，无奈之下咨询于我。

我见到患者之后详细诊断，然后跟他说了两个字"感冒"。患者立刻否认，说他是腰椎间盘突出，不是感冒。我说："肯定是受凉了。"患者回答："是的，夜里睡觉被子没有盖好，早上起床腰就痛起来了。"

我本意是想开葛根汤，患者说住院熬中药不方便。于是我建议喝生姜红糖水，结果1次见效，第二天就出院了，又用了两天，腰一点也不痛了。

这个病的根源是感冒，也可以更深刻的说是受凉，还可以换成文言文称之为伤寒。伟大的《伤寒论》，解释了万病之源。

9. 腰痛

患者，女，39岁，每天夜里十一点到凌晨一点腰痛，痛得难以入睡。过了凌晨一点，症状越来越轻，慢慢可以入睡。除此之外，患者无其他症状。

根据发病时间，按脏腑辨证法，夜里十一点到一点是子时，属于胆经。患者脉有力，确诊为少阳病。

诊断：少阳病。

处方：小柴胡汤加减。

疗效：7剂愈。

该患者有明显的时间发作规律，因此采用时间诊断法，配合脉诊确定为实证。

还有位腰痛的患者，经过我反复询问，发现实际上是腰部肌肉疼痛。患者舌苔薄白湿润，大便干，脉无力。

诊断：腰痛虚证。

处方：生白术60克，水煎服。

疗效：3剂明显见效，15剂痊愈。

颈肩腰腿痛的治疗需要更多的辨证要点：舌苔薄白用白术，舌苔厚腻用苍术。

患者，女，43岁，主诉腰痛，网诊求助。通过伤寒论病脉证治问诊单，患者无其他症状，仅腰痛，特点是每天早上腰痛严重，起床活动后减轻。

第一次，考虑虚劳病，处方金匮肾气丸无效。后来反思，患者活动后减轻，根本不可能是虚劳，显然诊断错误。

第二次，按时间发病特点处方小柴胡汤加活血化瘀药无效。

实在没有办法，建议她面诊，发现患者脉有力，诊断为实证，舌苔腻，诊断为痰证，最重要的是胃部有压痛，直接处方小陷胸汤。

处方：小陷胸汤。黄连、半夏、全瓜蒌。

疗效；1剂见效，10剂后停药，未再发作。

该患者如果不面诊，我可能永远也想不到是小陷胸汤证。

10. 颈椎病

患者，女，52岁，颈椎病。患者除了脖子难受，还有个奇怪的症状，就是头顶胀痛，西医无法解释，很多中医也说不出道理来。

头顶部位是厥阴经，如果脉有力，属于少阳病头痛，用柴胡剂；如果脉无力，属于厥阴病，用吴茱萸汤。该患者脉是无力的，因此选用吴茱萸汤。精神差，舌质淡，舌苔水滑，用病脉证治诊断为真武汤证。

最后处方：真武汤合吴茱萸汤。

黑附子 9 克	茯苓 30 克	白术 30 克	白芍 30 克
生姜 20 克	吴茱萸 12 克	人参 9 克	大枣 6 个

冷水泡半小时，水开后煮半小时，每天 1 剂，每天 2 次，饭后服用。

疗效：7 天后症状明显减轻，又继续巩固半个月。

凡是头顶的病变，实则少阳，虚则厥阴。头顶难受、疼痛、憋胀等都这样处理。脑胶质瘤、脑癌、脑转移瘤等脑部实质性病变，只要处于厥阴经部位，也可以用这个方法治疗。这就是中西医结合的应用。

11. 三叉神经痛

患者，女，左侧三叉神经痛。脉浮有力，这是太阳病；口不苦，排除少阳病；大便正常，排除阳明病。又有眼睑水肿，左半边脸肿胀，诊断为金匮病水气病中的风水病。

处方：越婢加术汤。

疗效：1 个月愈。

患者，女，23 岁，三叉神经痛多年，痛苦不堪，服用卡马西平不良反应太大，因此想用中药解决。口苦，口干，口渴，小便不利，舌苔水滑，脉有力。

诊断：少阳病水分病。

处方：小柴胡汤合五苓散。要求患者口不渴时不能喝水，口渴了时稍微喝点水就可以了。

疗效：用药后症状缓解，1 个月后症状基本消失，采用断续服药法，8 个月后得到满意控制。现在已经 3 年了也没有复发。

12. 麻木

患者，男，34 岁，左手麻木。只白天麻木，晚上不麻木，耳朵也麻木过 2 次。患者自行网络搜索后吓坏了，怕是中风先兆，赶紧到医院检查，最后查出是颈椎病引起的。

患者想尽快解决症状，于是刺血拔罐加按摩。用了之后当时就感觉到头脑清楚，但是麻木感无改变。我建议他做穴位埋线，经过在颈部穴位埋线后，第二天手就不麻了，患者很高兴。穴位埋线解决不了增生，却可以很快解决症状，可以迅速解决患者的痛苦。对于患者来说，迅速解决痛苦是很重要的，除根可以慢慢来，这是患者的实际需要。

13. 强直性脊柱炎

患者强直性脊柱炎多年，背痛，找我治疗。第一次用葛根汤加减无效，第二次用桂枝芍药知母汤无效。遂让患者再找其他医生治疗，但患者不肯，坚持要求换处方。无奈之下，我放弃背痛，放弃强直性脊柱炎，根据吃饭不多，大便偏稀，处方香砂六君子丸，服用后居然效果明显，真是意外。

教训：患者有 2 个主要症状时，如果治其中一个症状无效时，应该立即更改思路，从另一个症状进行治疗。

患者，男，28 岁，强直性脊柱炎，久治无效，求治于我。当时是网诊，我根据患者的叙述给了 2 次建议，第一次是葛根汤合葛根芩连汤，第二次是防己黄芪汤合越婢加术汤，都没有效果。我也心灰意冷，建议他咨询其他医生，患者要求再给一次建议，无奈之下根据患者白天疼痛很轻，夜晚疼痛严重，怕冷，诊断为肾阳虚，处方阳和汤。不料却收到很好疗效，患者服用后疼痛迅速减轻，之后以阳和汤加减，服用 3 个月后，疼痛消失。

患者，男，29 岁，强直性脊柱炎，背痛，活动受限，治疗多年很痛苦。脉有力，口苦，大便干，轻易不出汗，怕冷。

伤寒病病脉证治：

病：太阳少阳阳明合病。

脉：脉有力。

证：怕冷，不出汗（太阳病），口苦（少阳病），大便干（阳明病）。

治：葛根汤合大柴胡汤。

金匮病病脉证治:

病:胸痹病。

脉:脉有力。

证:背痛。

治:瓜蒌薤白半夏汤。

最后处方:葛根汤合瓜蒌薤白半夏汤合大柴胡汤。

疗效:半个月后,疼痛基本消失,又辨证调整处方,共用药 7 个月,症状消失,化验恢复正常。

14. 不宁腿综合征

本病又称不安腿综合征,表现为一条腿或两条腿小腿肌肉抽搐、酸胀、放电等感觉。

患者,女,39 岁,夜里小腿难受,无处安放,口干、口苦,脉细无力,舌红少津。

诊断:肝阴虚。

处方:一贯煎。

生地黄 30 克	枸杞子 9 克	北沙参 9 克	麦冬 9 克
当归 9 克	川楝子 5 克		

疗效:8 剂愈。

15. 股骨头坏死

患者,男,36 岁,股骨头坏死好几年了,病脉证治问诊得知:怕风,怕冷,爱出汗,口不苦,大小便正常,吃饭正常,手脚凉,睡眠精神正常,脉无力。

诊断:厥阴病。

处方:当归四逆加吴茱萸生姜汤。

疗效:3 个月后疼痛消失,6 个月后 X 线检查正常,又巩固半年痊愈。

16. 腰椎管狭窄

患者,女,43 岁,腰椎管狭窄,腰痛,下肢疼痛麻木。病脉证治问诊得知:怕风,怕冷,口不苦,大便正常,吃饭正常,手脚冰凉,精神可以，睡眠可以，胃不难受，小肚子也不难受，舌淡，苔薄白，脉无力。

诊断：厥阴病。

处方：当归四逆汤。

疗效：1个月后痊愈。

六、泌尿系统疾病

1. 慢性肾炎

患者，女，37岁，慢性肾炎3年，多次住院治疗。就诊时尿蛋白（+++），爱出汗，怕风，怕冷，身体沉重，全身乏力，尿量基本正常，眼泡水肿，脉浮无力，齿痕舌。

金匮病病脉证治：眼皮水肿，是水气病中的风水病；齿痕舌，是黄芪剂；爱出汗，怕风，是风水病中的防己黄芪汤。

处方：防己黄芪汤。

疗效：20天后感觉症状好转，但化验病情无改变。继续用药2个月后症状消失，精神好，体力好，化验尿蛋白（++）。继续用药，共服用5个月，尿蛋白恢复正常。改为间断用药，共服用一年半中药。嘱患者平时注意预防感冒，3年未再复发。

2. 糖尿病神经源性膀胱

该病实际上很常见，在糖尿病里发病率达到了1/3。主要表现是排尿反射异常和排尿困难，从而出现尿液残留，尿失禁。由于尿液残留导致尿路反复感染，比较难治。

患者，男，62岁，患糖尿病6年，最近半年开始小便不利，彩超提示膀胱残余尿量580毫升，医院诊断为2型糖尿病神经源性膀胱。脉无力，气短，齿痕舌，中间有裂纹。

处方：补中益气丸，早饭后服用；金匮肾气丸，晚饭后服用。两种药均按说明书加大一倍剂量服用。

疗效：服药5天后患者感觉小便逐渐有力，坚持服用3个月，问题解决。

3. 慢性前列腺炎

患者，男，23 岁，慢性前列腺炎，性生活质量很差，想用中医治疗。病脉证治辨病辨证思路如下。

(1) 脉有力，是实证。让他停用一切补品、补药。

(2) 舌质红，舌苔黄厚腻，是湿热证。吃饭没有味道，胸闷，都是湿热表现。大便黏，更加证明了这一点。根据症状考虑三仁汤。

(3) 口苦，脉有力，大便黏，大柴胡汤。

(4) 腹诊结果是桃核承气汤。

最后处方：大柴胡汤合三仁汤、桃核承气汤。

疗效：30 天后口苦消失，舌苔厚腻消失，性生活基本正常。

这个类型的患者，最怕认为是肾虚，从而乱用补药，吃的补药越多，病情越严重。我经常治疗慢性前列腺炎，发现很多患者会有湿热，治疗要清热利湿。湿热患者必定有瘀血，因此还要活血化瘀。

4. 前列腺增生

患者，男，70 岁，前列腺增生，小便无力，小便次数多。

处方：真武汤合猪苓汤、抵当汤。

疗效：7 天见效，改用膏方调理。

5. 肾病综合征

患者，女，肾病综合征治愈后一直伴有蛋白尿，心里很担心。经过仔细询问，发现她每次劳累后蛋白尿加重，休息后蛋白尿减轻，气短，脉无力。

诊断：气虚。

处方：补中益气丸合水陆二仙丹。

疗效：服药一个半月后蛋白尿消失，未再复发。

6. 肾结石

患者，男，肾结石。脉无力，舌苔齿痕明显，小腹胀痛，平时气短。

诊断：气虚血瘀。

处方：补阳还五汤加鸡内金、滑石等。

疗效：半个月后症状明显减轻，1个月后症状全消。继服1个月复查，结石消失，然后用丸剂巩固。

7. 急性肾炎

患者，女，重感冒后高热，面部浮肿，小便不利，早上眼睑水肿明显，这就是急性肾炎。患者不知道，找我吃中药。无汗，脉浮数。

诊断：风水。

病：风水。

脉：脉浮数。

证：眼睑水肿。

治：越婢加术汤。

处方：5剂痊愈，后来未再复发，也没有变成慢性肾炎。

患者一旦住院，很大可能会发展为慢性肾炎。

七、癌症

1. 结肠癌肝转移

结肠癌肝转移的患者，最近一直想吃冰棍，这是阴阳离决的表现。

处方：六味地黄丸，九芝堂、同仁堂或仲景牌的都可以。

疗效：后来患者家属打电话，说患者服用六味地黄丸后，已经不想吃冰棍了。

2. 肺癌晚期

患者，肺癌晚期骨转移，淋巴结转移，全身疼痛，吃不下饭，睡不着觉，不能走路，只能在床上躺着，脉浮无力。

我反复思考，用金匮病病脉证治诊断法诊断为虚劳病。

处方：黄芪建中汤。

疗效：这个药不苦，有点甜，患者服用后症状逐渐减轻，7天后居然能吃能睡不痛了，真是难以想象的疗效。

3. 食道癌发热

患者，男，41 岁，食道癌术后化疗，结果出现高热不退，用了各种抗生素、激素，仍然高热 39℃左右，患者日渐消瘦，痛苦不堪。病脉证治问诊得知，发热，不怕冷，不怕热，不口苦，大便干，小便正常，耻骨上压痛，脉有力。

诊断：瘀血发热。

病：阳明病。

脉：脉有力。

证：大便干。

腹诊：耻骨上压痛。

治：抵当汤。

处方：抵当汤。用土鳖虫代替虻虫。

疗效：服药后患者大便黑，小便红，家属大惊。我告诉他们不要惊慌，这是瘀血排出了体外。患者体温开始下降，仅服用 2 剂体温恢复正常，后顺利出院。

4. 肺癌动则气喘

患者，男，肺癌，起初痰中血丝，后来发展为血痰，继而咯血，越来越严重，西药止血药也很难有疗效，患者出血量越来越多，经常浑身大汗，怕冷，怕风，心烦，不能走路，走路时气喘心慌，舌苔薄少，脉细无力。

金匮病病脉证治：

病：虚劳病。

脉：脉细无力。

证：大汗，心慌。

治：炙甘草汤。

疗效：炙甘草汤 30 剂，不仅咯血控制住了，癌细胞居然也得到了控制，实在是意外收获。

八、儿科病

1. 啃指甲

有个小男孩特别喜欢啃指甲，啃的鲜血淋漓的，很吓人。平时特别爱动，按多动症治疗了很长时间，也打过虫，不见效。口苦，心烦，爱大喊大叫，大便干，脉有力。

病：少阳阳明合病。

脉：脉有力。

证：口苦（少阳病），大便干（阳明病）。

治：大柴胡汤。

处方：大柴胡汤合桂枝茯苓丸。

疗效：服用后稍微见效，剂量加倍，有点见效，又加大一倍剂量，大黄用到 16 克，效果明显。

这个小朋友病了 3 年，脉仍有力，说明病情比较重。开始时剂量小，效果不明显，后来加大剂量，效果就明显了。临床上有的患者体重大，体格强壮，也应该加大剂量。我有一个患者，他就是身材魁梧，饭量大，身体棒，轻易不生病。每次来找我都是看感冒。给他开了处方，他得一次吃 3 剂，然后一天就好了。患者自己也说，剂量小了根本不管用。

2. 多动症

有个小儿多动症患者找我治疗，经过诊断后，发现小孩子肚里有虫，并且缺钙，因此让患儿先打虫，再补钙，最后治疗多动症。

治疗多动症处方：甘麦大枣汤。

为什么用甘麦大枣汤呢？原因很简单，我以前用这个处方治好过一例。记得也是个小男孩，8 岁多，没法上学，因为他根本就坐不到板凳上，不停活动，跑来跑去，把他按到板凳上，一松手马上就跑了。由于这个情况，就没有幼儿园接收，在家里也是乱了天。没办法，只好全天都有人专门看着他。家长也是四处治疗，确诊为小儿多动症。

找我治疗时，我看小孩子不停地动，诊断为脏躁，处方甘麦大枣汤。

家长问有没有不良反应，我回答，绝对没有，放心大胆地用吧。

甘草 5 克，大枣 5 个，小麦 250 克煮成水后当饮料喝。大枣掰开，不要去核，一起煮。小孩子果然爱喝，大人也尝了尝，味道不错。这样喝了半个月，开始见效，孩子逐渐安静了下来。家长问喝多长时间，我说，先喝半年吧，最终靠这个小处方把多动症治好了。有了经验，我心里有谱多了，关键是没有不良反应。

现代医学治疗多动症有时会用镇静剂，实在是太可怕了。小孩子吃了镇静药，呆呆傻傻的，确实不动了，但我认为可能存在副作用。

我的经验是小麦的用量要大，可以用 250～500 克，安全有效。记得以前有个爱哭的妇人，给她用这个处方，她把煮药的大枣、小麦都吃了，这也是可以的，本来就是食品。大家记住，这里的小麦，不是浮小麦，而是用来制作面粉的小麦。

3. 湿疹

患儿，男，13 岁，湿疹 3 年。下肢湿疹严重，非常痒，还流水，吃饭没问题，口不苦，口不渴，脉无力，舌苔湿润，舌质淡。四处求诊，用的药物不清楚，也外用过药膏，时效时不效。家长愁坏了。

这样的情况，显然不是轻易就能够解决的，还是刨根问底吧。经过坚持不懈的努力，家长终于回忆起了第一次得病的原因。初次发病是小孩子感冒去输液，输液后发热感冒好了，身上开始痒，用了皮炎平之类的药膏后不痒了，等过了半个月，出现湿疹，从此开始了漫漫治病路。由于湿疹的发生和感冒相差有 20 天，患儿家长想不到湿疹和输液有关。

根据患者的病因与输液有关，显然应该诊断为寒湿。下肢流水，可以认为是下肢水肿。脉无力，怕冷，从而诊断为附子剂。

处方：桂枝芍药知母汤。

桂枝 8 克	生白芍 6 克	甘草 4 克	麻黄 4 克
生姜 10 克	生白术 10 克	知母 8 克	防风 8 克
黑附子 8 克			

冷水泡半小时，水开后煮 40 分钟，每天 1 剂，每天 2 次，饭后服用。

停用一切西药、中药、外用药、保健品、营养品。嘱家长不要让小孩喝牛奶，不要吃冷东西。

疗效：3剂明显见效，共服用45剂，瘙痒无影无踪了，疾病基本痊愈了，只在出湿疹的地方有色素沉着。

患者感冒发热，很多时候都是受凉了，这时候应该用生姜红糖水，应该用汗法，结果错误地去输液，寒凉、寒湿是肯定的。幸亏小孩子身体旺盛，才只得了皮肤病，如果是老年人，就会得大病。问题是这样的后果，患儿不知道，患儿家长不知道，医生也不知道。

输液后导致的疾病，以寒湿为主；喝白酒后导致的疾病，以湿热为主。有的学生会问，患者喝白酒后，又去输液，会出现什么情况呢？我的回答是，寒湿、湿热都有，情况很复杂。疾病误治很可怕，正确的治疗才能帮助身体，否则只会害身体。

患儿，男，11岁，全身干性湿疹，不流水，已经病了快2年，六经病问诊都正常。患者除了湿疹痒外，无其他症状，最后根据腹诊确定处方。

处方：桃核承气汤。

疗效：服用半个月就痊愈了，后未再复发。

4. 爱出汗

小孩子爱出汗怎么办？大家不要忽略这一点。

患儿，5岁，非常活泼爱动，经常找小伙伴一起玩游戏，回到家总是会出一身的汗。但最近妈妈为孩子的出汗发愁了，为啥呀？按理说小孩子爱玩，运动量大出汗不是很正常的吗？原来是患儿出汗多得越来越不正常了。以前贪玩出汗之后回家先用毛巾擦一擦，再洗个澡，消停下来之后汗就没了，又是一个干干爽爽的小朋友了。但最近患儿没找小朋友玩也会无缘无故地出一层薄薄的汗，怎么擦也擦不完，如果找了小朋友玩，汗就更止不住了，像被人泼了水一样，晚上睡觉盗汗也挺严重。

这可把妈妈吓坏了，赶紧带着孩子上儿童医院看病，医院也做了一些基本的检查，但是也没检查出问题。最后开了虚汗停颗粒，刚开始好像还有效，但没几天就一点效果都没了。妈妈着急万分，又带着孩子去看中医，中医认为是体质弱导致的出汗多，给他开了玉屏风颗粒。但是吃了几天还是一点效也不见，妈妈都快急哭了。孩子一直出汗治不好，万一是啥大病，这该怎么办呀。

后来家长不知道怎么打听到我这里了，听说我连癌症都看好过，那这种小病应该能手到擒来。我看过的小孩子比较少，没敢跟家长说自己一定能看好。但是看到妈妈这么着急，还是先看一下吧。

患儿嗓子不红，问嗓子痛不痛，也不痛，排除了扁桃体发炎；又敲了敲肚子，也不胀，问他肚子难受吗，大小便怎么样？妈妈在旁边说肚子不难受，大便稍有点干，小便又少又黄，平常不爱喝水，排除了食积。我觉得这也正常，出了这么多汗，小便能多才怪呢。又看了看眼睛，也没有虫斑，排除了虫证。

小孩子常见的情况都排除了，我一时有点发愁，那是什么原因导致的出汗呢？我又观察小孩子的手，患儿手指附近没有起皮，不缺锌，但是他的指甲分层分的厉害，翘层严重，这是缺钙的表现。

我豁然开朗，患儿的出汗应该是缺钙导致的，让家长去买2盒龙牡壮骨颗粒，每次2袋，每天3次。喝了3天，家长打电话说夜里盗汗减轻了很多。这就印证了我的猜想，出汗多是由于缺钙引起的，我让家长继续给孩子喝。喝了2个多星期，出汗就基本恢复正常了，再继续服用一段时间，可以少喝点，变成每次1袋，反正也是甜丝丝的。

小孩子缺钙，我一般都是让家里买龙牡壮骨颗粒给小孩子喝，效果好，药也不苦，甜甜的，小孩子能接受。大家平常看到小孩子出汗多都会认为是感冒了，或是体质弱，比较少能想到是因为缺钙，但是生活中因为缺钙引起出汗多还是挺多的，小孩子发育快，容易缺这缺那的。大家遇到小孩子缺钙，也别让家长买钙片、钙胶囊了，事实证明很多时候效果并不好。服用龙牡壮骨颗粒，效果有保证。

5. 梦游症

患者，男，13岁，夜里经常梦游，家长很担心出事，因此要求治疗。孩子很健康，无其他症状，只是梦游。

根据金匮病病脉证治诊断为狐惑病。

处方：甘草泻心汤。

疗效：10天后家长说孩子不梦游了，又吃10天巩固，后未再发作。

我只治疗过这一例，感觉很有趣，所以专门记下来了。

6. 小儿哮喘

患者，男，12岁，哮喘。不怕风，不怕冷，出汗多，口不苦，大便次数多，大便脓血，脉有力，舌质红，苔黄腻。

诊断：阳明病。

处方：葛根芩连汤。

疗效：3剂，下利消失，也不喘了。

九、心脑血管病

1. 脑出血后遗症

患者，男，46岁，突发脑出血，急救住院，开颅手术1个月后出院，康复治疗2个月，仍然遗留后遗症，行动不便。

病：中风病。

脉：脉滑有力。

证：行动不方便，舌红，面色红。

治：风引汤加减。

疗效：12剂见效，坚持用药45剂后改为间断用药6个月，基本恢复正常。

2. 高血压

患者，男，57岁，高血压就诊，脸红如喝酒样，油光发亮，爱生气，脾气大，头晕，头痛，心烦，偶尔上肢抽动，血压180/115mmHg，舌质红，舌苔黄厚腻。

处方：风引汤加减。

疗效：10剂后血压150/93mmHg，继续用药20剂，血压145/90mmHg。继续用药，改丸剂服用1个月后，血压稳定，不吃降压药时血压

140/85mmHg。

3. 脑胶质瘤

患者，男，46 岁，脑胶质瘤三期，术后复发。目前行动困难，走路不稳。伤寒病病脉证治：怕冷，脉无力，走路不稳，舌苔水滑，考虑是少阴病，用真武汤。金匮病病脉证治：脑部病变，走路困难，考虑是中风病，用侯氏黑散。最后处方为真武汤合侯氏黑散。

疗效：服用 9 天后出现疗效，坚持服用 5 个月，走路不稳症状基本消失，之后间断用药巩固。

4. 房颤

患者，女，62 岁，房颤。网诊，我根据描述给了两次建议，第一次炙甘草汤，第二次升陷汤，吃了不但无效，反而有所加重，吓得我也不敢再网诊了，让她来面诊。结果发现该患者脉有力，是实证。再询问，第一次得病是吃了 5 个鸡蛋引起的。

诊断：食积。

处方：保和丸合瓜蒌薤白半夏汤加减。

疗效：1 剂见效。

5. 脑瘤

患者，女，69 岁，脑瘤术后 5 个月，去做检查，结果复发了。患者泄气了，家属也失望了，医院仍建议做手术，患者和家属拒绝了。四处打听找到我，想吃中药治疗。现怕冷，头晕，走路不稳，脚肿，脉无力，舌淡水滑。

诊断：少阴病，水分病。

处方：真武汤。

疗效：家里人说先少拿点药，取了 15 剂。半个月后复诊，头晕减轻，走路不稳减轻，脚肿消失。效不更方，继服 1 个月，症状全部消失，就是身体乏力，改用真武汤加黄芪。又吃 1 个月，效可。

太阳病发汗，汗出不解，其人仍发热，心下悸，头眩，身𣊓动，振振欲擗地者，真武汤主之。(《伤寒论》第 82 条）

茯苓，芍药，生姜各三两，白术二两，附子一个。

该患者头晕，就是头眩；走路不稳，就是振振欲擗地。少阴病，选附子剂；水分病，选茯苓剂。因此，病脉证治的结果是真武汤。

脑瘤到底会不会消失呢？根据我以前的经验，只要方证对应，症状消失，脑瘤肯定会缩小，最后也可能消失。只是冰冻三尺，非一日之寒，至少需要两三个月的时间。

6. 嗜铬细胞瘤

患者，女，33岁，嗜铬细胞瘤。平时血压高，血糖高，头痛，心慌。小肚子冰凉，月经量少，痛经，脉细无力，无其他症状。

诊断：寒瘀血。

处方：少腹逐瘀汤。

疗效：半个月后疼痛消失，小肚子不凉了。又吃20天，月经正常，无痛经。随后间断用药1年，诸病全消。

该患者刚找我时，我也很发愁，后来决心从治疗月经入手，最终成功治愈。

7. 脑垂体瘤

患者，男，32岁，吃溴隐亭1年了，症状没有缓解，头痛，贫血，血压低，不想吃饭，性欲低下，精神差，总想睡觉，怕冷，舌质淡，脉沉无力。

病：太阳少阴合病（伤寒病）。

脉：脉沉无力。

证：怕冷，精神差，想睡觉。

治：麻黄附子细辛汤。

诊断：少阴病合并表证。

处方：麻黄附子细辛汤加味。

疗效：共服用30剂，化验指标恢复正常，又吃了2个月，CT检查也正常了。

十、眼耳鼻喉病

1. 过敏性鼻炎

患者，男，25岁，过敏性鼻炎，早晨打喷嚏，流清水鼻涕，鼻子痒，脉浮有力，舌质红，舌苔腻。

处方：麻黄连翘赤小豆汤。

疗效：5剂明显见效，一共吃了半个月，症状全消。

2. 声音嘶哑

患者，女，27岁，声音嘶哑1个半月了，嗓子不痛，不痒，口不苦，口不渴，大小便正常，脉无力，感到疲倦，怕冷，出汗少。

诊断：少阴病。

处方：麻黄附子细辛汤。

疗效：3剂愈。

患者，女，36岁，教师。声音嘶哑，严重影响工作，嗓子干痛，舌质红，舌苔干燥，脉细数无力。金匮辨病辨为咳而上气病。

处方：麦门冬汤。

疗效：10天痊愈。

3. 萎缩性鼻炎医案

患者，女，37岁，觉得鼻腔干燥，经常流鼻血，嗅觉减退，常年戴口罩，诊断为萎缩性鼻炎，吃西药效果不佳。舌红，苔少，脉细无力。

诊断：阴虚。

处方：二至丸。女贞子、墨旱莲，中成药按说明书服用即可。

疗效：连续吃了2个月，鼻黏膜恢复正常，鼻子也不干燥了。

4. 慢性鼻窦炎

患者，男，13岁，额头疼痛，流黄稠鼻涕很多年了，输液、冲洗、手术都没有解决问题。现鼻塞，鼻流黄涕，口渴，脉大有力。

伤寒病病脉证治：

病：太阳阳明合病。

脉：脉有力。

证：鼻塞（太阳病），口渴（阳明病）。

治：麻杏石甘汤。

金匮病病脉证治：

病：肺痈病。

脉：脉有力。

证：鼻流黄涕。

治：千金苇茎汤。

最后处方：麻杏石甘汤合千金苇茎汤。

疗效：7 剂痊愈。

患者脉有力，属于实证，实则泻之，实证见效快，非常容易彻底治疗。

十一、杂病

1. 一吃饭就想上厕所

患者一吃饭就想上厕所，不爱出汗，怕冷。

处方：小青龙汤加附子。

疗效：3 剂明显见效。

2. 失眠

有个老人失眠，服用血府逐瘀口服液效果不错，继续服用。

还有个失眠患者，网诊 3 次无效，过来面诊，聊天时得知患者爱吃夜宵，每天不吃夜宵不行。

处方：保和丸合栀子厚朴汤。

疗效：1 剂就见效了。

3. 甲状腺功能亢进

患者，女，脖子肿大，眼球突出 5 个月，心烦易怒，多汗怕热，口苦，饭量大，失眠，脉有力。

病：三阳合病。

脉：脉有力。

证：口苦，失眠。

治：柴胡加龙骨牡蛎汤加减。

疗效：3个月后甲状腺功能正常，突眼基本恢复。

4. 膝盖凉

患者，男，49岁，双侧膝盖发凉，像冰一样凉。用过艾灸，吃过好多附子，都不见效。

患者脉有力，是实证；舌尖红点，是郁热在里。

处方：四逆散合栀子豉汤。

疗效：7剂，膝盖凉消失得无影无踪。

5. 梦游

家属说，患者自从事业受挫折后，开始出现梦游，梦游时边走边说。脉无力，舌剥苔，这是阴虚；加上自言自语，这叫妄语；夜里梦游走动，这叫妄行。

处方：防己地黄汤。

疗效：5剂愈。

此外，有的梦游症患者属于狐惑病，是甘草泻心汤证。

6. 怪病

有个年轻女性，不能穿内衣，穿上后就觉得胸闷难受。冬天还好办，夏天不穿就没法出门。检查也都正常，找了不少医生，都说是怪病，吃药也无效。那么，该患者到底是什么情况呢？这就是"胸不任物"，王清任的血府逐瘀汤专门解决这类问题。

疗效：患者听我建议用了血府逐瘀胶囊2盒，就痊愈了，再穿内衣也不难受了。

除此之外，还有一个趴着睡。有不少人喜欢趴着睡，这叫什么呢？这叫"胸任重物"，同样还是血府逐瘀汤证。但也不是所有喜欢趴着睡的用血府逐瘀汤都会好。那么，又会是什么病呢？事实上，按照病脉证治很简单，就是胸痹病。

处方：瓜蒌薤白半夏汤。

患者症状很奇怪，但古人也早就有解决办法了，剩下的就看我们怎么继承古人的经验了。

7. 错误减肥

患者，女，20岁，拼命减肥，减肥的方法就是不吃饭，减了一段时间后出现闭经，这下害怕了，恢复少量饮食。最近一段时间，脱发严重，又失眠。

病：虚劳病。

脉：芤脉。

证：脱发，失眠。

治：桂枝加龙骨牡蛎汤合酸枣仁汤。

患者芤脉，诊断为虚劳病，处方予桂枝加龙骨牡蛎汤合酸枣仁汤。

疗效：1个月后脱发、失眠都痊愈了。

8. 易感冒

患者，女，30岁，容易感冒，动不动就会感冒，怕风，怕冷，失眠，多梦。到医院检查一切正常，找中医治疗，有诊断为气血两虚的，有诊断为脾虚的，有诊断为肾虚的，有诊断为肺气虚的，于是各种补。玉屏风散、薯蓣丸、十全大补丸之类数不胜数。似效非效，失眠却日益加重了。

患者找到我时，我先听患者叙述病情，隐隐觉得不对，后来一把脉，患者脉是有力的，属实证，需要泻，万万不能补。以前的医生一听患者说容易感冒就想当然地认为是虚证，这是大错误。我又问，心烦吗？回答心烦。胆小吗？回答胆小。

处方：柴胡加龙骨牡蛎汤加减。

疗效：半个月诸症消失。

9. 恶心干呕

前段时间我治疗了一个女患者，43岁，主诉是恶心，干呕。吃不下饭，四肢乏力，精神不振，5天没有大便了，头晕心慌，脉无力。

分析如下：患者由于吃不下饭，故头晕心慌，可见头晕心慌是伴随症状，是无效症状；由于进食过少，故5天没有大便，可见大便问题不需要处理，也是无效症状；由于进食过少，故四肢乏力，可见四肢乏力也是无效症状，不需要处理。我们再来分析，患者吃得少，是由于干呕恶心，所以吃得少也不需要处理。

最后，确定恶心、干呕是主症。解决了恶心、干呕，一切问题就都解决了。那么是什么引起的干呕，恶心呢？

经询问，患者说每次只要一生气，就会恶心、干呕，吃不下饭，这次也是生气导致的。于是病因找到了。生气，导致恶心、干呕；恶心、干呕又导致不能吃饭，不能吃饭导致头晕心慌，四肢乏力，5天未大便。

解决方案是治疗生气导致的恶心干呕。

处方：舒肝健胃丸，按说明书服用。

疗效：患者后来反馈说，吃了1次就见效了，共服用5天，症状全部解决。

10. 一生气就昏倒

患者男性，肺癌骨转移，用药后效果不错。然后他说他爱人有个怪病，不能生气，只要一生气就会昏倒，全身抽搐，双手握拳，紧闭双眼，手脚冰凉。每次一发作，家里人就赶紧掐人中，拼命叫她的名字，需要十几分钟才能醒过来。血压、血糖等检查都正常。由于这个原因，全家没有一个人敢惹她，问我这是怎么回事？

我回答，这在中医里叫气厥，经方治疗用四逆散。考虑到他们家已经有一个患者在吃药了，就给他爱人推荐了中成药，血府逐瘀胶囊配合逍遥丸，让她坚持服用。

1年后他又来取药，顺便谈到他爱人的情况，说中成药大概吃了1个月，后来就断断续续服用，现在情况好多了，生气也不会昏倒了。

经方谈到了很多厥证：有寒厥，受冷后发作；有热厥，受热后发作；有气厥，生气后发作；有血厥，失血后发作；有蛔厥，因为蛔虫而发作；有水厥，有脏厥，有痰厥，有膀胱关元厥。每个厥证的治疗都不一样，气厥治疗用四逆散。

11. 复发性口腔溃疡

患者，女，46岁，从小容易患口腔溃疡，最开始用抗生素等治疗，有点效果。后来用各种喷剂，如冰硼散、西瓜霜喷剂等，也有效，后来用云南白药胶囊、吴茱萸涌泉穴外用等也有效。各种维生素吃过了，好多保健品也用过。根据患者自诉，能想到的都用过了，为此还跑了不少大医院。听了患者说的，我倒吸一口冷气，别说了，肯定是疑难病，考验来了。

患者做过很多检查，血糖、血压、肝肾功能都正常，已经排除白塞综合征了。怕冷，不怕风，口不苦，口不渴，大便不干，吃了凉东西难受，手脚温，下肢凉，睡眠可以，精神可以，舌淡，边齿痕，舌苔水滑，脉沉无力。

诊断：少阴病水分证。

处方：真武汤。

疗效：5剂后，患者感觉有效果，但不明显，说明大方向正确。再次处方真武汤加肉桂2克（后下），5剂，这次效果明显，很快就不太痛了。吃完这5剂药后，再改为真武汤加肉桂、怀牛膝，这次药吃完后，溃疡愈合了。

半年后患者熬夜后再次复发，又用上诉方法，3剂愈，让她不要熬夜了。1年后又来一次，又是3剂愈。这次间隔了2年多了，一直没有来找我，应该没有复发。

思考：

(1) 慢性病很难一次根治，往往需要多次用药后才能除根。

(2) 患者忌口，生活注意也非常重要。如咳嗽患者吃了火锅羊肉就会严重，所以必须忌口。

(3) 中医治病，一人一方，辨证治疗，病脉证治是正道。

(4) 必须辨清虚实，虚则补之。该患者脉无力，是虚证，就要用补。

(5) 寒热也要分清楚。患者属于寒证，要用热药，如附子、生姜。

(6) 怀牛膝可以引血下行，肉桂可以引火下行。

(7) 小病不小，患者治疗了很多年，受了很多痛苦。现代医学多用抗生素、维生素，而许多中医用清热解毒，均未能解除患者的不适。

(8) 复发性口腔溃疡是临床常见病，患者很痛苦，我们作为中医，应全心全意去研究，争取早日为患者解除病痛。

患者，女，40岁，复发性口腔溃疡十余年，此起彼伏。溃疡面疼痛，吃饭困难。经常用清热解毒的中药，还有维生素、抗生素、泻火药等，终究没有解决问题。

患者脉细无力，这是虚证；怕热，是阴虚证；舌苔黄腻，这是湿热。

诊断：阴虚湿热证。

处方：甘露饮。

疗效：15天愈。后来让患者不定期熬甘露饮漱口，未再复发。

分析：甘露饮可治疗，①胃阴虚湿热，饥不欲食；②头部阴虚湿热，如口腔溃疡，口臭，牙龈、眼睛、舌头、咽喉病变。凡是头部湿热阴虚的，都可以用甘露饮治疗。

12. 口苦

有个患者让我印象很深刻，女，48岁，主诉是口苦。家是东北的，离我这里很远，所以就网络咨询。我让她介绍病情，她就说口苦，全天口苦。西医检查有胆囊炎，吃消炎利胆片和龙胆泻肝丸有效，就是不除根。

她是一个中医爱好者，特别喜欢经方，四逆散、小柴胡汤、乌梅丸等都吃过了。也奇怪，都有效，但就是不除根。后来，她就吃大柴胡汤、柴胡加龙骨牡蛎汤，效果依然不明显。

我当时第一个想法就是她到更年期了，就专门问了她有没有更年期的症状，结果没有，排除了更年期综合征。然后我又考虑百合病，通过问诊也排除了。

患者当时症状是怕冷，口苦，手脚凉，下肢凉，脉不清楚，舌淡苔薄白。我建议用柴胡桂枝干姜汤合当归芍药散。

结果她说吃过柴胡桂枝干姜汤，有效果，但没有合当归芍药散。我就说把两个处方合起来吃3天看看。

服药后效果不错，继续用药3天，效果又不好了，再接着吃也不见效了。患者没有办法了，我也没有办法了。后来，患者下决心来面诊。脉无力，怕冷，口苦，手脚凉，下肢凉。我就思考，柴胡剂都吃遍了，不能再考虑了。脉无力，手脚凉，厥阴病。脉无力，下肢凉，少阴病。少阴厥阴同病，按少阴治疗。

处方：四逆汤。

疗效：1剂口苦就消失了，又吃半个月后，口苦再未复发，去医院检查胆囊炎消失了。

这个病例再次证明了诊断的重要性，说明了病脉证治是正确的。

13. 早泄

有个患者的爸爸肺癌骨转移胸水，吃中药后效果不错，他就想让我给他治疗早泄。他是装修工人，平时体力劳动量大。脉是芤脉。

处方：桂枝加龙骨牡蛎汤。

疗效：20天后，他说效果很好，于是停药。过了2年，他说又不行了，就又给他开了桂枝加龙骨牡蛎汤。

后来，我又治过一例早泄，患者也是芤脉，嗓子干燥，手脚心热，处方小建中汤，1个月愈。

早泄的经方治疗，上面两个处方很常见。从中医的角度看，男人的精等于女人的经，男人的早泄就相当于女人的月经先期。所以，温经汤自然是可以治疗一部分早泄患者的。

有个网络咨询的患者，由于见不到患者，我先建议他用小建中汤，结果他买不到饴糖，让他在网上买，他不同意。我就说，换方案吧。换方桂枝加龙骨牡蛎汤，结果无效。我让他咨询别的医生，他坚持让我再给他新建议。我仔细分析后，让他用清经散，这是傅青主治疗月经先期的处方。

处方：清经散。

疗效：9剂后痊愈，后来他自己又间断用药巩固。

这个病例让我增加了自信心，说明我认为"男人的精相当于女人的经"是正确的。

后来又碰到一个早泄患者，就按月经先期治疗，处方两地汤，效果也很好。

上面的这些都是针对虚证的处方。事实上，有的患者是实证，那么就不能用上面的处方。还有的患者是湿热，也不能用上面的处方，具体到每个患者，就要病脉证治，仔细诊断、正确处方。

月经先期，量多者，傅青主用清经散；月经先期，量少者，傅青主用两地汤。因此，早泄精液量多者，用清经散；早泄量少者，用两地汤。这是两个处方的鉴别点。

14. 不射精

患者，男，29 岁，就诊原因是不育，再问原因是不射精。平时身体倍儿棒，没有任何不适。这该怎么办呢？《伤寒论》《金匮要略》两本书里都没有提到不射精。

但是我很想用经方来解决这个问题。思考再思考，从下面这个条文得到了启发。"失精家……脉极虚芤迟，为清谷亡血，失精。""脉弦而大……妇人则半产漏下，男子则亡血失精。"

医圣明明白白地告诉了我们，男子的亡血失精，就相当于妇人的半产漏下。更形象的解释是，男人的精相当于女人的经。所以，男人不射精，就犹如女人没有月经。

思考结束，进入治疗环节。经过病脉证治，上面的男子用温经汤治疗，2 个月后问题解决。不射精等同于闭经，采用温经汤治疗月经至期不来，最后治愈。

还有一个男子滑精，和老婆同床时，一见老婆的身体就滑精了，无法性生活，导致夫妻关系不和。那么，滑精相当于经方里的什么病？

寸口脉弦而大……妇人则半产漏下，旋覆花汤主之。（《金匮要略·妇人杂病脉证治第二十一》）

男子滑精，相当于女子的半产漏下。

处方：旋覆花汤。旋覆花（布包）、茜草、葱。

疗效：20 天愈。

15. 胆小

一位中老年女患者来就诊。

我问：想解决什么问题？

她说：胆子小。

我说：请举例说明。

她说：前段时间小区里有个疑似病例被医院拉走了，我一夜没睡着，早上一量体温 37.3℃。赶紧去医院拍 CT，结果没事，问医生怎么回事？医生说我是吓得。

我说：你果然不简单，一般人还真没有你这个本事。

最后处方：温胆汤。

这样的患者一旦得了癌症，肯定会吓死。

16. 男性乳腺异常发育

患者，男，50 岁，乳腺异常发育，很大的肿块，排除乳腺癌。当时是他母亲看病，顺便让我给他治疗一下。我跟他说 1 周后给他处方。

7 天后我的建议是：炒麦芽 150 克，怀牛膝 9 克。

后来，他过来门诊，说服药后乳房肿块迅速缩小。

17. 感冒后耳鸣

患者，女，45 岁，感冒后出现耳鸣 4 个月了。最开始感冒发热，直接去输液，温度退了后，耳鸣出现了。又赶紧针灸，效果不佳，又吃营养神经的西药，也没有效果。患者找到我治疗时说，怕冷，轻易不出汗，舌苔水滑，脉有力，鼻塞。

处方：小青龙汤加茯苓 5 剂。

疗效：怕冷消失，鼻子透气了。再询问患者，觉得胃胀闷难受。

处方：半夏泻心汤 10 剂。

疗效：吃药后，耳鸣消失，用归脾丸善后。

18. 糖尿病视网膜病变

患者，男，49 岁，糖尿病多年，一直吃降糖药控制，最近出现视网膜并发症，眼底出血。

处方：生蒲黄 100 克，用布包，冲泡当茶水慢慢喝。

疗效：1 周后出血停止，瘀血消散。

充分说明，蒲黄既止血，又活血化瘀。

19. 鼻衄

患者，男，17 岁，鼻子出血，严重时出血不止，在医院住院好几天才能缓解，住院几次后实在太害怕了，加上医院血液也紧张，这次出血后，赶紧鼻孔填塞，找中医治疗，脉无力，四肢凉。

处方：镇阴煎。

熟地黄 30 克	牛膝 6 克	炙甘草 3 克	泽泻 5 克
肉桂 2 克	黑附子 3 克	人参 4 克	炒黄芩 6 克
干姜 3 克			

时间紧，没有泡，直接用开水煮 20 分钟，放凉后服用。

疗效：服药后 8 分钟血就止住了。

这是我最快的止血记录，实在太神奇了。以前有时候好几天才能止住血，看来镇阴煎名不虚传。

20. 慢性淋巴结炎

患者，男，13 岁，颈部淋巴结肿大，排除癌症，就是慢性淋巴结炎，本来不需要处理，但家属很担心，反复要求中药治疗。脉无力，怕冷，精神差。

诊断：少阴病表证。

处方：麻黄附子细辛汤加白芥子、浙贝母。

疗效：半个月后淋巴结肿大消失。

21. 静脉曲张

患者，男，52 岁，静脉曲张，多次治疗效果不佳，这次陪同他人来我处治病，要求给他也看看。脉无力，芤脉，别无他证。

诊断：虚劳病瘀血。

处方：大黄䗪虫丸，选北京同仁堂生产的，按说明书服用。

疗效：3 个月痊愈。

这就是金匮病病脉证治的治疗方法，先定病，确定为虚劳病之后，再定证，属于瘀血，直接选大黄䗪虫丸就可以了。

22. 抑郁症

患者，女，37 岁，抑郁症。总感觉干什么都没有兴趣，生活也没有乐趣，每天都不高兴，心里不快乐，夫妻生活也不想过，因此和丈夫有矛盾。西医诊断为抑郁症。

我把脉之后，是芤脉，脉无力，金匮病病脉证治诊断为虚劳病。那么是虚劳病里的哪个类型呢？其他症状都没有。最后，我根据她性欲低下，用了桂枝加龙骨牡蛎汤。

半个月后效果明显，患者对生活有了信心，继续用药1个月，恢复正常生活。

23. 肌无力

患者，男，63岁，自述眼皮越来越抬不起来了，吞咽也越来越困难，四肢变得无力，没有力气做事情。他以为是年龄大了的原因，我心里很清楚，这是重症肌无力的典型症状。到大医院确诊完全没有必要，患者除了花钱得到"无特效疗法"五个字之外，不会有别的收获。

患者脖子酸胀难受，寒冷的天气会感觉到更加没有力气，不易出汗，吃饭吞咽困难，但有胃口，口不苦，大小便正常，手脚不凉，吃了凉东西也不难受，睡眠可以，脉浮有力。

患者脉象是有力的，这出乎我的意料，我本来想用大剂量黄芪来治疗，现在看来是不可能用的了。脉有力，是实证，需要用泻法。

根据伤寒病病脉证治，患者确诊为太阳病，用葛根汤。

疗效：患者服用葛根汤12天后，眼睑有力量了，继续用药3个月，吞咽困难基本缓解，然后改为间断用药法，2年后几乎没有症状了。

真是很幸运，他的运气真好，我恰好没有套用他人经验，而完全按照病脉证治来诊断用药。再次证明，经方病脉证治辨证才是王道！

24. 干燥综合征合并类风湿关节炎

患者，女，42岁，干燥综合征合并类风湿关节炎。嗓子干，口干，无唾液，嗓子特别难受，无苔，舌红，脉细无力。

金匮辨病辨为肺痿。

处方：麦门冬汤。

疗效：服药2个月，效果非常理想。目前正在巩固治疗中。

25. 皮质醇增多症

患者，男，39岁，确诊为皮质醇增多症，大便干，脉有力。

诊断：阳明病。

处方：大承气汤加味。

疗效：30天痊愈。

无数病例证明，只要坚持病脉证治，处方用药疗效确切，就值得推广。

26. 催乳素瘤

患者，男，28 岁，2012 年检查出催乳素瘤，期间没做手术，到处看病无果。全身乏力，遇热全身难受，嗜睡，腰酸，遗精，全身虚热，怕冷，经常口泛清水，抑郁，视力下降，畏光，自己感觉心脑血管不好，肝肾也不好，脾胃肠道也不好，感觉自己全身都是病。

后来找到我治疗。吃药 10 天左右就有起色了，口泛清水少了，乏力少了，体力明显好转，虚热也好了很多，吃了 1 个月后，虚热基本好了，口泛清水没有了，体力也好了很多，勃起次数也多了，整体精神面貌有很大的改善。由于症状比较多，现在继续吃药中……

病脉证治病情分析：脉不浮，没有打喷嚏，流鼻涕，怕风等表证。有表先解表，现在患者没有表证，那么就要看有没有痞证。患者胃难受，有痞证，因此要先治疗痞证，再治疗其他问题，

患者有睡眠问题，有心烦，故选用甘草泻心汤，用后效果明显。

27. 阳痿

患者，男，28 岁，以前性生活正常，后来不知道怎么了，越来越不行，发展为阳痿。患者精神压力很大，吃了很多补肾壮阳的中药，但都没有效果。不怕冷，头不痛，排除太阳病；口苦，说明有少阳病；大便黏，舌苔黄腻，说明有湿热；脉滑有力，说明是三阳病，是实证，实则泻之。

病：少阳病。

脉：有力。

证：湿热证。

治：龙胆泻肝丸。

疗效：患者服用北京同仁堂生产的龙胆泻肝丸，2 周后逐渐有了感觉，共吃了 2 个月，阳痿痊愈，恢复正常了。服药期间让患者停止吃补药，停止大鱼大肉，要清淡饮食。

153

28. 淋巴结炎、淋巴结增大

患者，女，17 岁，两颌下淋巴结增大，推之移动，疼痛，患者很害怕，其实大可不必，其实就是淋巴结炎，可是患者非常恐惧，担心癌变，要求用中医解决。

患者手脚冰凉，脉有力，无其他症状，大便正常，诊断为少阳病。

处方：四逆散合消瘰丸。

疗效：12 天痊愈，淋巴结也恢复正常，患者终于可以安心学习了。

后 记

我是一名中医爱好者，买了很多中医书籍，一头扎进去猛学，各家流派的书都看，尽管如此，当我试着开方时亦无疗效，悲呼，医门难入。有一天，我突然看到张庆军老师在中国科学技术出版社出版的《经方讲习录》，认真阅读，十分着迷。张老师本是学西医的，因笃信中医的神奇伟大，便开始自学，几十年如一日，卓有成就。我看了他的书，眼前一亮，仿佛面前出现了一条学好中医的光明的希望之路。后因求师心切，我带着忐忑不安的心情，不远千里从湖南跑到河南，找一位素昧平生的老师学医，有幸得到了张老师的接纳，让我跟师侍诊。

从学老师的书到跟师侍诊，我深刻体会到经方医学的神奇疗效。经方不仅可以治已病，还可以治未病，使人少得病或不得病。经方不仅可以治慢病，还可以治急病，救人于垂危之际。老师的"病脉证治"是经方医学的理想之门。人患病后机体会以六经（太阳、阳明、少阳、太阴、少阴、厥阴）和方证的形式表现出来。仲景先圣提出了六经，并以辨六经来辨方证。老师说："《伤寒论》的核心是病脉证治，《金匮要略》的核心也是病脉证治，学习中医的关键是诊断和鉴别诊断。"先辨六经就是诊断，再辨方证就是鉴别诊断。"病脉证治"的优势是根据患者的症状在六经和方证的反应形式，结合患者脉有力或无力，可以直接辨出六经，而不需要其他条件。如辨太阳病：脉有力，怕冷，为太阳病。脉浮，怕冷，其中无汗是麻黄剂，有汗是桂枝剂；颈部、背部僵硬是葛根剂。辨太阴病：太阴病的诊断标准，提纲证可以诊断，自利不渴也可以诊断，但老师临床诊断太阴病的经验是，"脉无力，进食凉物后难受，为太阴病"。辨厥阴病：脉无力，手脚凉，是厥阴病；脉无力，单纯手凉也是厥阴病；脉无力，单纯脚凉也是厥阴病；脉无力，手热脚凉是厥阴病。这些辨六经的诊断方法，尤其是太阴病、厥阴病的诊断，很少有人提出如此简单易学且行之有效的方法。

脉诊对于初学者来说是神秘而难于掌握的，老师认为对于初学者来说，只要掌握脉有力还是无力就可以了。有力无力定虚实，从而阴阳也定了，脉有力是三阳病，脉无力是三阴病。另外，老师提出独脉在临床上的应用。这些临床上易于掌握且适用的经验，使初学者少走很多弯路。

舌诊是临床上很重要的辅助诊断方法，老师提出了舌苔湿润为寒，舌苔干燥为热。舌质淡为寒，舌质红为热。舌质红而舌苔湿润，或舌苔干燥而舌质淡为寒热错杂。舌有齿痕是气虚，舌有裂纹是阴虚，舌尖凹陷是心气不足。这其中有些认识是很独到的。

腹诊也是临床上重要的诊断方法，老师把膈下逐瘀汤、桂枝茯苓丸、当归芍药散、下瘀血汤、抵当汤、桃核承气汤、大黄牡丹汤、薏苡附子败酱散、温经汤这些方证用腹诊来诊断应用，既准确又快速，且便于记忆。

总之，老师提出病脉证治治疗疾病疗效好，初学者容易入门，有一定基础的更容易融会贯通如源头活水，作为初学者的我是深有体会的。我运用病脉证治治愈了很多疾病，取得了很好的疗效。举例如下。

病案　患者，女，65 岁，岳阳市人。2022 年 11 月 13 日就诊。

主诉：右腿膝盖以下到脚麻木，上下楼梯痛，动则痛，不动不痛。口干，晨起口苦，颈椎痛，腰痛，有时晚上睡着后流汗，怕冷，怕风。还有鼻窦炎。治疗过多次，理疗也做了不少，腿还是痛麻，无明显缓解。

病：太阳少阳合病，历节病。

脉：一手有力，另一手无力。

证：怕冷，怕风，口苦，口干。右腿膝盖以下到脚麻木，上下楼梯痛，动则痛，不动不痛。颈椎痛，腰痛。有时晚上睡着后流汗。

治：柴胡桂枝汤、防己黄芪汤、越婢加术汤、桂枝芍药知母汤加葛根。另购金匮肾气丸、龙牡壮骨颗粒。

柴胡 12 克	桂枝 10 克	姜半夏 15 克	西洋参 10 克
白芍 10 克	生姜 15 克	大枣 4 枚	黄芩 10 克
炙甘草 6 克	防己 10 克	黄芪 18 克	白术 15 克
麻黄 6 克	生石膏 45 克	知母 12 克	防风 10 克
黑附片 15 克	葛根 30 克		

共 5 剂，每天 1 剂，加水煮取 300 毫升，早中饭后分服。

另购北京同仁堂生产的金匮肾气丸 2 瓶，武汉健民制药厂生产的龙牡壮骨颗粒 2 盒，均按说明书服用。

2 剂后，患者给别人打电话说蔡家出了个神医。这是患者过誉的话，但说明该方药是有效的。为巩固疗效我让患者继续服用方药 5 剂，服用金匮肾气丸 2 瓶、龙牡壮骨颗粒 2 盒。

自从我学习了老师的病脉证治以后，才算是入了中医之门，否则可能还在中医之高墙外徘徊，不得其门。

老师是一个很仁厚的人，医术高，医德好。老师坐诊时一天要看几十个患者，有时中午要到一两点才能吃上饭，但他对每一个患者总是不厌其烦，笑容可掬，时不时还说些幽默诙谐的话逗得患者开心。老师看病还有个特点，总是要患者尽量把病情说完，耐心地听，从不走过场。

老师是一个很谦虚的人。他有很多学生，传授知识从不保留，总希望"新竹高于旧竹枝"。他总说："我有很多失败的教训，太多了……我希望大家吸取我的教训，别走我的错路，超过我，救治更多的患者。"

老师甘愿做一名草根医生。我对他说你是自古英雄出草莽，你是草根医生，最接地气，最接近百姓患者，百姓赞扬你，患者喜欢你，莘莘学子热爱你！

这就是我的老师，我的良师益友。我多么希望天下有更多这样的医生，来拯救在痛苦中呻吟的患者。我有感于天下良医，写了一首七绝以寄余志！

何奈苍生无妄疾，
人间泪洒疾长离。
椒兰可盛蒿萧少，
大地春光绿鸟啼。

蔡先锦
二〇二二年十二月八日